医薬品開発における

生体試料中薬物濃度分析法バリデーションガイドライン解説

―LCガイドライン―

編集 バイオアナリシスフォーラム JBF

じほう

序

　医薬品の体内動態に関する十分な理解なしでは，有効性と安全性に優れた医薬品の開発はありえない．新医薬品が薬事承認を得るにはトキシコキネティクス（TK）あるいはヒト薬物動態（PK）の正確な解析が不可欠であり，安全にヒト臨床試験を実施するためには，非臨床安全性試験においてTKが事前に正確に評価されていることが必須である．

　生体試料（動物あるいはヒト）中の薬物濃度分析には，最終製品の出荷試験に用いられる分析方法の妥当性を評価する方法論では解決できない本質的な問題が存在する．医薬品の分析法バリデーションとして，ICH Q2ガイドラインがよく知られているが，このガイドラインは，一貫性のある製造工程の下で生産された原薬・製剤の品質分析を対象としており，バリデーションで評価した同一条件での測定が実試験においても可能であることが前提になっている．一方，生体試料中薬物濃度分析では，生体が有する本質的な不均一性から，実試験における試験条件をすべて想定し，あらかじめバリデートしておくことは不可能である．特に近年，生体試料中薬物濃度分析に汎用される質量分析では，マトリックスの定量値に与える影響が大きいため，マトリックスを構成する生体試料の不均一性に起因する測定の変動を評価し，保証する必要性が強く認識され，生体試料中薬物濃度分析に適用可能な新たな品質保証の方法論が求められていた．

　欧米を中心として生体試料中薬物濃度分析法すなわちバイオアナリシスの分析法バリデーション（BMV）に関するガイドラインが検討され，2001年に米国食品医薬品局（FDA）はGuidance for Industry：Bioanalytical Method Validationを発出（2013年9月の改訂案が公表），2011年7月に欧州医薬品庁（EMA）はGuideline on Bioanalytical Method Validationを発出した．日本は対応が遅れていたものの，2011年に産・官・学からなるバイオアナリシスフォーラム（JBF）が設立され，欧米の動向に注目しつつ，日本の実情に根差した，生体試料中薬物濃度分析の品質保証の方策に関して検討を重ねた．関係者の献身的な努力があり，検討結果を短期間にガイドライン素案としてまとめることができた．平成25年7月11日薬食審査発0711第1号「医薬品開発における生体試料中薬物濃度分析法のバリデーションに関するガイドライン」は本素案をもとに作成されたガイドラインである．

　本書は，素案作成に関与した研究者のほか，JBFの関係者が上記ガイドラインの作成の背景，留意点などを含めて詳細に解説したものである．内容の確認にあたっては，執筆者以外にも多くの方のご協力を得た．本書を活用することにより，このガイドラインのImplementationが促進され，生体試料中薬物濃度分析の品質が向上することを強く期待している．

2015年2月

バイオアナリシスフォーラム 代表　奥田 晴宏
（国立医薬品食品衛生研究所 副所長）

編集

バイオアナリシスフォーラム（Japan Bioanalysis Forum；JBF）

執筆（五十音順）

五十嵐春江	グラクソ・スミスクライン株式会社
井上　則子	株式会社JCLバイオアッセイ
大住　孝彦	大塚製薬株式会社
大津　善明	アステラス製薬株式会社
奥田　晴宏	国立医薬品食品衛生研究所
香取　典子	国立医薬品食品衛生研究所
工藤　喬	武田薬品工業株式会社
小林　信博	第一三共株式会社
酒井　和明	帝人ファーマ株式会社
清水　久夫	武田薬品工業株式会社
立木　秀尚	東和薬品株式会社
富樫　一天	株式会社住化分析センター
中井　恵子	株式会社LSIメディエンス
中山　聡	味の素製薬株式会社
原　久典	Novartis Pharma AG
間渕　雅成	田辺三菱製薬株式会社
宮井　裕子	わかもと製薬株式会社
山口　建	株式会社住化分析センター
米山　智城	武田薬品工業株式会社

目　次

第 I 章　ガイドラインの概要 ───── 1

1　ガイドライン制定の経緯 ───── 2
- ❶ 米国の状況　*2*
- ❷ 欧州の状況　*4*
- ❸ 日本における規制下バイオアナリシス関連文書　*5*
- ❹ 日本における規制下バイオアナリシスの議論とJBFの設立　*6*
- ❺ 日本におけるBMVガイドライン策定の経緯　*8*
- ❻ GBCと規制下バイオアナリシスの国際調和　*11*

2　BMVガイドラインの趣旨 ───── 12
- ❶ 分析法バリデーション　*13*
- ❷ 実試料分析の妥当性の確認　*13*
- ❸ 他国のガイドラインとの比較　*15*
- ❹ 規制当局にとってのガイドラインの意義　*15*

第 II 章　ガイドライン逐条解説 ───── 17

1. はじめに ───── 18
2. 適用 ───── 20
3. 標準物質（標準品） ───── 22
4. 分析法バリデーション ───── 24
- 4.1. フルバリデーション　*24*
  - 4.1.1. 選択性　*27*
  - 4.1.2. 定量下限　*29*
  - 4.1.3. 検量線　*30*
  - 4.1.4. 真度及び精度　*31*
  - 4.1.5. マトリックス効果　*33*
  - 4.1.6. キャリーオーバー　*35*
  - 4.1.7. 希釈の妥当性　*37*
  - 4.1.8. 安定性　*38*
- 4.2. パーシャルバリデーション　*41*

4.3. クロスバリデーション　*45*

5. 実試料分析 —————————————————————— *48*
5.1. 検量線　*49*
5.2. QC試料　*50*
5.3. ISR　*52*
5.4. キャリーオーバー　*53*

6. 注意事項 ———————————————————————— *55*
6.1. 定量範囲　*55*
6.2. 再分析　*56*
6.3. クロマトグラムの波形処理　*58*
6.4. システム適合性　*59*
6.5. 回収率　*60*

7. 報告書の作成と記録等の保存 ———————————— *62*

附録　段階的アプローチの利用 ———————————— *65*

その他の検討項目および留意点 ———————————— *67*

1　試験実施における信頼性の基準　*67*

2　複数の分析対象物質の同時定量法における測定結果の採否　*67*

3　分析法開発段階での記録保管　*68*

4　バリデーション試験におけるQC試料の扱い　*68*

第Ⅲ章　参考情報 ———————————————————— *73*

1　諸外国のガイドラインとの差異 —————————— *74*
はじめに　*74*
1 ガイドラインの適用範囲　*74*
2 フルバリデーション　*75*
3 標準物質（標準品）　*75*
4 選択性　*75*
5 キャリーオーバー　*76*
6 定量下限　*76*
7 検量線　*76*
8 真度及び精度　*77*
9 希釈の妥当性　*77*

10 マトリックス効果　77
11 安定性　78
12 回収率　79
13 パーシャルバリデーション　80
14 クロスバリデーション　80
15 バリデーション報告書　81
16 実試料分析許容基準　81
17 実試料分析検量線　81
18 実試料分析再分析　81
19 実試料分析クロマトグラムの波形処理　82
20 実試料分析ISR　82
21 実試料分析システム適合性　82
22 実試料分析報告書　83

2　分析法開発 ─ 84

1　MS条件の設定　84
1 緩衝液のpHおよび極性（ポジティブ/ネガティブ）の選択　85
2 Selected Reaction Monitoring（SRM）条件の設定　87

2　LC条件の検討　87
1 有機溶媒種類の検討　87
2 有機溶媒濃度，緩衝液pHの検討　89
3 マトリックス効果の確認とランタイムの設定　90

3　前処理法の検討　91
1 除蛋白法　93
2 液液抽出法　93
3 固相抽出法　94

4　測定法の最適化　95
1 検量線およびQC試料による確認　96
2 回収率の確認　96
3 キャリーオーバーの確認　97
4 トラブルシューティング　97
   ❶ インソース分解（In-Source Decay）　97
   ❷ クロストーク　98
   ❸ マトリックス効果　99
   ❹ 除蛋白処理による共沈　99
   ❺ 検量線の高濃度領域のレスポンスが負に偏る（飽和）　99
   ❻ 検量線の低濃度領域のレスポンスが負に偏る（吸着）　100
   ❼ 選択性が得られない　100
   ❽ コンタミネーションの確認　101

❾ 複数の分析対象物質を同時定量する場合の注意点　101
❿ MSのメンテナンス　102

3　ISRの実施にかかわる留意点　104

1　実施方法　104
❶ 試料の選択　104
❷ ISRの実施　105
❸ TK試験におけるISR　105
❹ 臨床試験におけるISR　105
❺ 多成分同時分析法におけるISR　106
❻ その他　106

2　計画書，報告書での記載例　107
❶ 試験計画書の記載　107
❷ 試験報告書の記載　107

3　ISRを成功させるための留意点　109
4　ISRが失敗した際の対応　110
❶ ヒューマンエラーについての対応　111
❷ 分析法の堅牢性に問題がある場合の対応　111

4　今後の展望　114

1　ブランク試料中の妨害物質およびマトリックス由来成分による影響　114
2　検量線の定量範囲とLLOQ　115
3　同時定量法における標準溶液調製　115
4　安定性試験　116
5　パーシャルバリデーション　116
6　ISRのサンプル数　117
7　試料採取から分析施設での保存までにおける注意点　117
8　ISのレスポンス変動　118
9　測定値の表示　118
10　DBS法を用いた場合の分析法バリデーションの留意点　119
11　統計学的見地からみた合格基準の妥当性　119

第IV章 資料 — 125

「医薬品開発における生体試料中薬物濃度分析法のバリデーションに関するガイドライン」について（平成25年7月11日　薬食審査発0711第1号）　126

「医薬品開発における生体試料中薬物濃度分析法のバリデーションに関するガイドライン質疑応答集（Q&A）」について（平成25年7月11日　事務連絡）　140

「医薬品開発における生体試料中薬物濃度分析法のバリデーションに関するガイドライン」等の英文版の送付について（平成25年9月13日　事務連絡）　145

「医薬品開発における生体試料中薬物定量濃度分析法のバリデーションに関するガイドライン（案）」に関する意見の募集に対して寄せられた御意見について　167

第V章 有用な情報源 — 185

1 学術団体 — 186

2 学会シンポジウム — 187

3 国内外の規制当局から発出された規制下バイオアナリシスに関連する文書 — 188

4 規制下バイオアナリシスに有用な国内外の書誌情報 — 192

おわりに — 195

索引 — 197

第 I 章

ガイドラインの概要

2013年7月に発出された「医薬品開発における生体試料中薬物濃度分析法のバリデーションに関するガイドライン」[1]は，日本で初めて出されたバイオアナリシス分析法バリデーション（Bioanalytical Method Validation；BMV）のガイドラインである。バイオアナリシス，すなわち生体試料中の薬物やその代謝物の定量分析技術は，現在の創薬や臨床開発過程に欠くことのできない科学技術として重要性を増している。薬事申請における薬物動態試験として，非臨床および臨床薬物動態（Pharmacokinetics；PK）試験，トキシコキネティクス（Toxicokinetics；TK）試験および生物学的同等性（Bioequivalence；BE）試験があるが，ここで使用される生体試料中の薬物濃度分析は「規制下バイオアナリシス」と総称され，その分析法に高い信頼性が要求される。しかし，血漿や組織など生体試料中の薬物濃度分析では，マトリックス効果（Matrix Effect）など，生体由来成分が測定に大きな影響を与えることが知られている。したがって，PK試験などで薬物やその代謝物の安全性および有効性を評価するためには，マトリックス効果の評価などを含めた分析法の妥当性の確認，すなわちBMVが必要であり，申請者はBMVによりその分析法が高い信頼性を有することを保証することが要求される。

1 ガイドライン制定の経緯

　すでに海外では1900年代初頭からBMVという概念が議論され，米国および欧州連合（EU）ではBMVのFDAガイダンス[2]，European Medicines Agency（EMA）ガイドライン[3]がそれぞれ発出されている。さらに，国際的な民間団体であるグローバル・バイオアナリシス・コンソーシアム（Global Bioanalysis Consortium；GBC）[4]は国際調和された規制下バイオアナリシスに関する推奨事項の作成を目指しているが，最終案を作成中である。日本においては，2011年に規制下バイオアナリシスおよびBMVガイドラインに関しての初めての学術団体であるJapan Bioanalysis Forum（JBF）[5]が立ち上げられ，それから2年を経て日本のBMVガイドラインが策定された。本章では，海外における規制下バイオアナリシスを取り巻く状況，日本においてBMVガイドラインが策定されるまでの経緯とその内容，今後の方向性などについて述べる。

1 米国の状況

　米国ではいち早く生体試料中の薬物濃度分析に対するバリデーションの必要性に関する意識の高まりがみられた。1990年にはFDAと米国薬学会（American Association of Pharmaceutical Sciences；AAPS）共催シンポジウム"クリスタルシティーIワークショップ"が初めて開催され（表I-1），その2年後にカンファレンスリポートが報告書（White Paper）[6]として発行された。この報告書によって生体試料中薬物濃度分析の信頼性を確保するための基本要件が出され，この文書をきっかけに米国内外にBMVの概念

表 I-1 規制下バイオアナリシスの歴史（グローバル）

年	出来事	地域
1990	AAPS/FDA　クリスタルシティー I ワークショップ	米国
1992	White Paper（Shah VP, et al. Pharm Res）	米国
1994	ICH S3（TKガイダンス）	3極
1997	ICH Q2（分析法バリデーション）	3極
2000	AAPS/FDA　クリスタルシティー II ワークショップ	米国
2001	FDA, "Guidance for Industry；Bioanalytical Method Validation"	米国
2006	AAPS/FDA　クリスタルシティー III ワークショップ	米国
	EBF設立	欧州
2007	White Paper（Viswanathan CT, et al. AAPS J）	米国
2008	AAPS/FDA　クリスタルシティー IV (ISR)ワークショップ	米国
2009	Workshop Report（Fast DM, et al. AAPS J）	米国
	EMA, Draft of "Guideline on Bioanalytical Method Validation"	欧州
2010	GBC結成	国際
2011	アジアBMVワークショップ（上海）	アジア
	EMA, "Guideline on Bioanalytical Method Validation"	欧州
2013	厚労省,「生体試料中薬物濃度分析法ガイドライン」（低分子，クロマトグラフィー）	日本
	FDA, "Draft Guidance on BMV（Revised）"	米国
	AAPS/FDA　クリスタルシティー V ワークショップ	米国
2014	厚労省,「生体試料中薬物濃度分析法（LBA）ガイドライン」	日本

が広まった。この文書は日本においても1998年のBE試験ガイドラインのQ&A（表 I-2）に引用された。さらに，2001年にはFDAが規制下バイオアナリシスのための初めての正式なガイダンスとして"Guidance for Industry：Bioanalytical Method Validation"[2]を発行した。このガイダンスはFDAの申請に用いられるデータはもちろんのこと，欧州などにおいても長きにわたってデファクトスタンダードとして広く用いられてきた。米国ではその後もBMVに関する議論がFDAとAAPSを中心に行われ，2007年にはクリスタルシティー III ワークショップでの議論をまとめたWhite Paper[7]が出され，2001年のガイダンスを補うように，Incurred Sample Reanalysis（ISR）や高分子に対応した項目などが取り入れられた。ISRは薬物投与後の実試料を再分析し，値の一致度を確認する方法である。FDAはカナダのある分析施設のBE試験の実試料分析において，同一試料の測定値が測定時期によって大きく異なるケースを発見し，これを問題視した結果ISRの導入に踏み切ったといわれている。ISRの導入は米国内のみならず国外にも大きな議論を巻き起こした。2008年に行われたAAPS/FDA共催クリスタルシティー IV ワークショップは通称ISRワークショップと呼ばれ，議題はISRに特化したものだった。しかし，

表 I-2 規制下バイオアナリシス関連の行政文書（国内）

発行年	文 書
1991	薬物動態試験ガイドライン
1994	ICH S3 トキシコキネティクスに関するガイダンス（Step 4）
1995	「トキシコキネティクス試験における生体試料中薬物濃度の測定に関する手引書（分析法バリデーション）」製薬協 医薬品評価委員会 基礎研究部会第4分科会資料66
1996	トキシコキネティクス（毒性試験における全身的暴露の評価）に関するガイダンス（平成8年7月2日薬審第443号，ICH S3A，1996）
1997	ICH Q2 分析法バリデーションに関するテキストと実施法
1997	医薬品の安全性に関する非臨床試験の実施の基準に関する省令（GLP省令，平成9年3月26日厚生省令第21号，改正：平成12年10月20日厚生省令第127号），2008年改訂
1997	後発医薬品の生物学的同等性試験ガイドライン（平成9年12月22日医薬審第487号，Q&Aは平成10年10月30日発出），2006年改訂
1997	OECD Principle of GLP（改訂版）
1998	ICH E8 臨床試験の一般指針について（平成10年4月21日医薬審第380号）
1998	非臨床薬物動態試験ガイドライン（平成10年6月26日医薬審第496号）
2001	医薬品の臨床薬物動態試験について（平成13年6月1日医薬審発第796号，ICH E8の参考資料）
2008	医薬品GLP又は医療機器GLPの実地による調査の実施要領の制定について（平成20年8月15日薬機発第0815007号及び薬機発第0815008号）
2008	WHO GCLP（日本語版，QA研究会）
2013	「生体試料中薬物濃度分析法ガイドライン」（低分子，クロマトグラフィー）
2014	「生体試料中薬物濃度分析法（LBA）ガイドライン」

OECD：Organisation for Economic Co-operation and Development

ISRがWhite Paperという強制力の弱い文書に載ったにもかかわらず，FDAの査察官の要求事項にISRが含まれるようになったことから，事実上ISRは規制の要件となった。この後，ISRはEMAのBMVガイドライン[3]にも正式に採用され，また日本のBMVガイドライン[1]の要件にもなっている。なお，FDAガイダンスの改訂版[8]が2013年9月に出されたが，ISRも当然収載された。

2 欧州の状況

EMAからは"Guideline on Bioanalytical Method Validation"のドラフトが2009年に，正式版[3]が2011年7月に出され，米国に追い着く形となった（表 I-1）。EMAのBMVガイドラインは2001年のFDAガイダンスにはなかったISRなどに関する項目を含んでおり，2007年のFDA/AAPS White Paper[7]の内容もカバーしている。また，FDAガイダンスではTKおよびPK試験一般に対する適用であったのに対し，EMAのガイドラインでは適用範囲はGood Laboratory Practice（GLP）の対象となるTK試験とGood

Clinical Practice（GCP）の対象となる臨床試験におけるPK試験に絞られているほか，バイオマーカー測定は対象外とされた。また，判定基準についてもFDAガイダンスに比べより詳細に規定されており，より規制に重きを置いた内容になっている。

EMAのドラフトガイドライン発出に先立ち，2006年には製薬企業12社が集まってEuropean Bioanalysis Forum（EBF）[9]が立ち上げられた。EBFの目的は規制下バイオアナリシスを中心とした議論の場を提供することで，情報交換と技術の向上を目指している。現在では受託研究機関（Contract Research Organization；CRO）も加わり，2012年末で50社の民間企業が加わっている。活動としては年に1回の公開シンポジウムを開催するほか，クローズド・ミーティングが頻繁に行われ活発な議論がなされている。

3 日本における規制下バイオアナリシス関連文書

2013年に厚生労働省からの通知としてBMVガイドラインが出されるまで，日本で出された分析法バリデーションの手順を詳細に記述した唯一の行政文書は，1997年に出された日米EU医薬品規制調和国際会議（International Conference on Harmonization of Technical Requirements for Registration of Pharmaceuticals for Human Use；ICH）Q2A，Bの調和文書である「分析法バリデーションに関するテキスト」[10]であった。しかし，このICHガイドラインはいわゆるChemistry, Manufacturing and Control（CMC）と呼ばれる領域の原薬・製剤の品質試験を念頭に置いたものであり，生体試料中の薬物濃度分析に十分対応しているものではなかった。おそらく日本におけるBMV関連の最初の文書は，1995年に日本製薬工業協会（製薬協）が医薬品評価委員会 基礎研究部会第4分科会資料66として出した「トキシコキネティクス試験における生体試料中薬物濃度の測定に関する手引書（分析法バリデーション）」（表I-2）と思われる。この文書は1994年にICHにおいてTKガイダンス（ICH S3A）が最終合意（Step 4）に至ったのを受けて作成され，TK試験のGLP化に先立ち，分析法バリデーションのあり方についてまとめられている。その後1997年3月にGLP省令が発令され，同月に製薬協が医薬品評価委員会 基礎研究部会第4分科会資料76「トキシコキネティクスの円滑な導入のためのGLP上の留意点および定量法のバリデーションの進め方」を出してからは，毒性試験，安全性試験はGLPを遵守して実施し，それらの試験の定量分析法は資料76に従って実施されるようになった。

また，1998年にTK，PKに関する公的文書（表I-2）として出された「非臨床薬物動態試験ガイドライン」[11]の6項には「定量の方法及びその真度，精度，特異性，定量限界等を明確にする」とある。同じく，1998年に出された後発医薬品の生物学的同等性試験ガイドラインのQ&Aには，1992年のWhite Paper[6]（表I-1）が引用されている。また，2001年に出された「医薬品の臨床薬物動態試験について」（医薬審発第796号）[12]では項目2「薬物の定量分析法」において，分析法バリデーションについて述べられている。

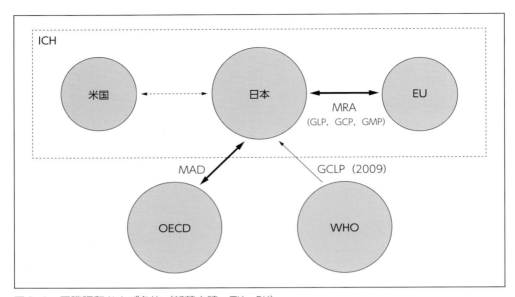

図Ⅰ-1 国際調和および条約（新薬申請，TK，PK）
MAD：Mutual Acceptance of Data，GCLP：Good Clinical Laboratory Practice

　しかし，これらの分析法に関する記述内容は概念的なものであり，具体的な手法などについては述べられていない。BMVに関して何の規制文書も持たない日本は，将来PK，TKデータの信頼性を担保することが困難になると予想された。さらには，相互認証協定（Mutual Recognition Agreement；MRA）を締結しているEUにおいては（**図Ⅰ-1**），日本でGLP認証した施設の受け入れを，BMVガイドラインなしの状況で是認してもらえるかなどの懸念もあった。このような状況下では，日本において行われたTK，PK試験の信頼性は低く，医薬品開発における安全性および有効性を担保するという見地からも，好ましくないと考えられた。

4 日本における規制下バイオアナリシスの議論とJBFの設立

　2007年にFDAにより導入されたISRのコンセプトは日本の製薬企業の薬物動態の関係者に大きな衝撃を与えた。これを受け，2008年5月に茨城県つくば市で行われた第56回質量分析総合討論会（**表Ⅰ-3**）では，原久典氏（ノバルティス ファーマ）がコーディネーターとなり「生体試料中濃度測定に関するAAPS/FDA White Paperに対するディスカッション」と題するワークショップが行われた。ここでは，ISRの伝道師と呼ばれたFDAのDr. Viswanathan（GLP査察官）を招聘し，事前アンケートをもとに，パネルディスカッションが実施され，ISRのほか，Tiered Approachなど国内であまり知られていない概念と，FDAのスタンスを直接知る貴重な機会となった。しかし，この時点ではISR

表I-3 日本で行われたBMV関連の主なイベント

年　月	会　合	主　催
2008年5月	第56回質量分析総合討論会「生体試料中濃度測定に関するAAPS/FDA White Paperに対するディスカッション」	日本質量分析学会
2009年10月	Dr.Viswanathan氏講演会	日本QA研究会
2009年11月	第119回質量分析関西談話会「ISRの最前線」	日本質量分析学会
2010年2月	製薬協セミナー・製薬協基礎研究部会「Incurred Sample Reanalysis（ISR）対応の現状と課題」	日本製薬工業協会
2011年3月→中止	安研協・製薬協合同セミナー，製薬協医薬品評価委員会基礎研究部会の発表「ISRの規制要件と課題」	安全性試験受託研究機関協議会，日本製薬工業協会
2011年8月	第1回JBFシンポジウム	JBF
	BMAS2011（セッション「Regulationと定量技術」）	日本薬学会 物理系薬学部会
2012年3月	第2回JBFシンポジウム	JBF
2012年8月	第3回JBFシンポジウム（BMAS2012と共催）	JBF
2013年6月	第20回クロマトグラフィーシンポジウム ワークショップ「BMVに関する『産・官・学』の取り組み」	クロマトグラフィー科学会
2013年8月	第4回JBFシンポジウム（BMAS2013と共催）	JBF
2014年3月	第5回JBFシンポジウム	JBF
2014年8月	BMAS2014（JBFセッション「規制下における高分子分析」）	日本薬学会 物理系薬学部会
2015年2月	第6回JBFシンポジウム	JBF

BMAS：Biomedical-Analytical Sciences

に対して「そこまで必要なのか」とか，「日本では分析技術が優れているため，データの品質は確保されている」といった意見が主流を占め，またFDAから査察を受ける企業が多くなかったことから，ISRへの意識の高まりは海外に比較し高いとはいえなかった。

転機が訪れたのは2010年後半のGBCからの日本への働きかけであった。GBCは日本薬学会にGBCへの参加を要請した。日本薬学会では物理系薬学部会の萩中淳教授（武庫川女子大学），升島努教授（当時広島大学）がこれに対応した。また，2011年1月には上海で規制下バイオアナリシスに関するアジア太平洋で初めてのワークショップが開催され，日本からも十数名が参加した。このワークショップの経験から，すでにFDA，EMAのガイダンス，ガイドラインが出そろい，欧米のみならず中国，インド，ブラジルなどがこれに追随しようという状況を目の当たりにし，日本においてもBMVガイドライン策定に関して早急な取り組みが必要であることを誰もが強く認識した。その結果，上海ワークショップ参加者を中心に，産官学が協力して必要な議論を行うための場が，JBFという形で2011年の8月に黒川達夫教授（現慶應義塾大学）を代表として立ち上げられた。なお，現在のJBF代表は奥田晴宏国立医薬品食品衛生研究所副所長が務めている。

日本で本格的な規制下バイオアナリシスに関する議論が始まったのは，このJBFが誕生してからである。JBFは産官学を巻き込んだ団体で（図I-2），同時に多数のメンバーが

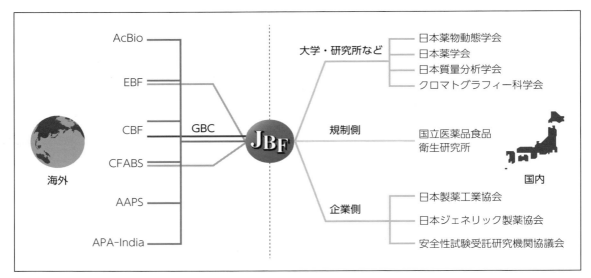

図 I-2 JBF と関連する組織
AcBio：Assosiacao Brasileira dos Centros de Biodisponibilidade e Bioequivalencia, CFABS：Canadian Forum for Analytical and Bioanalytical Sciences, APA-India：Applied Pharmaceutical Analysis-India

GBCのメンバーとして参加している。JBFが結成されるに至った原動力は，日本がBMVに関して他国から取り残されているという，大きな危機感であったことは確かである。JBFのシンポジウムは第1回から第5回までほぼ半年ごとに行われており，それぞれ約200名を超える参加者を迎え，活発な議論がなされてきた。また，JBFはGBC以外にもEBF，AAPS，China Bioanalysis Forum（CBF）などの海外の関連団体と国際的な連携を取っている。現在のところ，JBFは日本においては唯一の規制下バイオアナリシスに関する学術団体であり，日本版BMVガイドラインの作成に大きく貢献した。

5 日本におけるBMVガイドライン策定の経緯

　日本においても規制下バイオアナリシスに関する欧米の議論はある程度共有され，技術レベルは欧米に引けを取らない状況であったが，ガイドライン自体の作成は遅れていた。日本においてガイドライン作成がなされてこなかった理由の一つには，ICHに規制下バイオアナリシスに関するトピックがなかったことが挙げられる。このような事情からか，2001年にFDAがBMVに関するガイダンスを出した後も規制当局における規制下バイオアナリシスに関する認識はあまり高いものではなかった。

　しかし，2011年のJBFの設立をきっかけに規制下バイオアナリシスに関する議論が盛り上がり，厚生労働省は，2011年10月にBMVガイダンス案を作成するために大野泰雄国立医薬品食品衛生研究所所長（当時）を研究代表者とする厚生労働科学研究班「医薬品の品質，有効性及び安全性確保のための規制の国際調和の推進に係わる研究」の分科会と

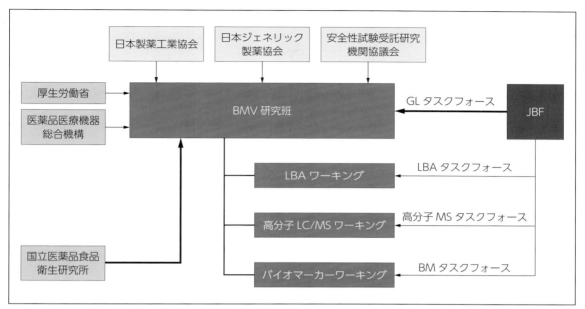

図I-3 BMV研究班の構成
LC/MS：Liquid Chromatography/Mass Spectrometry, MS：Mass Spectrometry, BM：Biomarker

してBMV研究班（座長：香取典子国立医薬品食品衛生研究所薬品部第三室長）を立ち上げた（**図I-3**）。メンバーには規制側として国立医薬品食品衛生研究所および医薬品医療機器総合機構（Pharmaceutical and Medical Devices Agency；PMDA）から，また企業側からは日本製薬工業協会（製薬協），日本ジェネリック製薬協会（GE薬協），安全性試験受託研究機関協議会（案研協）の代表が加わり，さらに専門家としてJBFのメンバーが加わった。研究班では日本におけるBMVガイドラインの方向性を議論し，JBFに原案の作成を依頼した。BMV研究班からJBFへ素案作成を依頼する際，素案の適用範囲として，まずは低分子を対象としたクロマトグラフィーによる分析法のバリデーションおよび実試料分析を対象とした。これは，バリデーションに必要な項目は低分子分析にすべて含まれており，ICH Q2Aの概念を基本としていること，また，高分子の特に免疫学的測定法などを含むリガンド結合法（Ligand Binding Assay；LBA）に関しては議論に時間がかかることが予想されたためである。研究班よりBMV指針素案作成の依頼を受けたJBFは，直ちにJBFガイドラインタスクフォース（Guideline-Task Force；GL-TF）を結成した。GL-TFのメンバーは，BMV研究班のメンバーでもある5名で結成され，速やかに素案の作成に取りかかった。なお，素案の作成には，国際調和の観点から，すでに発出済みのFDAガイダンスやEMAガイドラインとの整合性も踏まえ，本文の記載内容は必要最小限の骨子とし，本文以外の詳細な解説はQ&Aへ盛り込むなどの配慮がなされている。医薬申請時の区分としてはGLPおよびGCPの及ぶ範囲を対象とし，動物での非臨床PKは対象外とした（**図I-4**）。

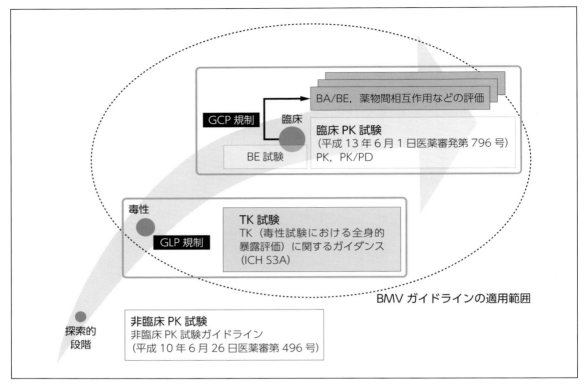

図Ⅰ-4 BMVガイドラインの法的な位置づけ

　JBF GL-TFは，メールや電話会議による議論を中心にたたき台を作成し，JBFメンバーのメールベースでのレビューも参考にしながら，2012年3月，BMV研究班へ日本版バイオアナリシス分析法バリデーションの実施に関する指針（JBF素案）[13]を提出した。半年という作成期間はこのようなガイドラインにおいては異例の早さであり，関係者の努力がうかがい知れる。作成されたJBF素案は，製薬協，GE薬協，安研協などの関連団体に配布され，意見の募集がなされた（図Ⅰ-5）。その後，BMV研究班において集められたコメントを参考に，1年近くにわたり十分な内容の検討がなされたうえで指針のドラフト版が研究班より厚生労働省に提出された。厚生労働省は2013年4月にパブリックコメントの募集を行い，同7月にガイドラインの正式版およびQ&A[1]を発出した。また，施行は2014年4月1日となった。なお，意見募集の際には英訳版もほぼ同時に出されたため，海外の機関からも多くのコメントが寄せられた。ガイドラインの英訳版[14]は同9月に発出されている。

　低分子のクロマトグラフィーを対象としたガイドライン作成と並行して，LBAを対象とした指針案の作成が行われた。LBAガイドラインはLBAワーキング（座長：石井明子国立医薬品食品衛生研究所生物薬品部室長）の下で，JBF LBAタスクフォースのメンバーを中心に議論され，2014年1月にパブリックコメントの募集を行い，同4月にガイドラ

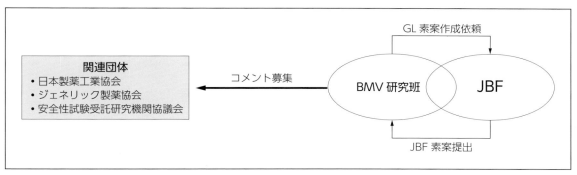

図 I-5 BMV ガイドライン作成の過程

インおよびQ&A[15]）が発出された．また，前ガイドラインと同様に英訳版[16]）も発出された．BMVガイドラインとしてLBA単独のものはまだどこからも出ておらず，世界初のLBAガイドラインとなった．2014年には高分子LC/MS（Liquid Chromatography/Mass Spectrometry）ワーキング（座長：川崎ナナ国立医薬品食品衛生研究所生物薬品部長）およびバイオマーカーワーキング（座長：鈴木孝昌国立医薬品食品衛生研究所遺伝子細胞医薬品部室長）が立ち上げられ，高分子LC/MSおよびバイオマーカーを対象とした指針となる文書の作成が予定されている．

今まで出された二つのBMVガイドラインは同時に英訳版がつくられ，国立医薬品食品衛生研究所のWebページ[17]）に掲載されているが，海外からも注目されている．日本のガイドラインはFDAやEMAと異なり，「低分子」と「高分子」というカテゴライズではなく「クロマトグラフィー」と「LBA」という分析手法によりガイドラインを分けている．特にこの区分けは高い評価を得ており，日本でBMVガイドラインが出た直後の2013年9月，FDAからBMVガイダンスの改訂版が出されたが，そこでは日本のガイドラインと同じ手法によるカテゴライズが採用された．

6 GBCと規制下バイオアナリシスの国際調和

世界各国の製薬会社およびCROのバイオアナリシスの専門家によって構成された民間国際団体のGBCは，規制下バイオアナリシスの国際調和に関する文書を作成し，国や地域によるギャップのない規制を行うよう各規制当局へ働きかけることを目的としている．これは，BMVがICHのトピックとして採用されなかったため，各極が独自のガイドライン・ガイダンスをばらばらに出し始めたことを危惧してのことである．設立はAAPSやEBFなどの8名のメンバーによってなされた．GBCでは目的を達成するためHarmonization Team（HT）を組織し，20の専門区分（**表 I-4**）に分かれて議論を行った．参加メンバーは全世界より集まってきており，HTを統括しGBCの運営を行う運営委員（GBC-Steering Committee；GBC-SC）は北米，欧州，アジア・太平洋地区から

表 I-4 GBCのHT活動状況

HT	論点	発表論文	責任著者
A1	Scope & Regulations	未公表	—
A2	Tiered Approaches for Method Validation	AAPS J 17：17-23, 2015	Steve Lowes
A3	Method Transfer, Partial/Cross Validations	AAPS J 16：1143-1148, 2014	Ray J. Briggs
A4	Reference Standards and Reagents	AAPS J 16：352-356, 2014	Joseph Bower
A5	Sample Management	未公表	—
A6	Stability	AAPS J 16：392-399, 2014	Nico van de Merbel
A7	Repeat Analysis and ISR	AAPS J 16：1167-1174, 2014	Eric Fluhler
A8	Documentation	AAPS J 16：240-245, 2014	Tom Verhaeghe
A9	Analytical Instrument Qualification	未公表	—
A10	New Frontiers	AAPS J 16：357-359, 2014	Graeme C. Young
A11	Biomarkers	未公表	—
L1	Large Molecule Specific Run Acceptance	AAPS J 16：221-225, 2014	Marian Kelley
L2	Large Molecule Specific Assay Operation	AAPS J 16：83-88, 2014	Lauren Stevenson
L3	Assay Formats (LM)	AAPS J 16：194-205, 2014	Sherri Dudal
L4	Reagents and Their Stability (LM)	AAPS J 16：504-515, 2014	Lindsey King
L5	Automation Practices in LM Bioanalysis	AAPS J 16：164-170, 2014	Scott A. Davis
L6	Immunogenicity - Effect on PK	AAPS J 16：488-498, 2014	Jeff Sailstad
S1	Small Molecule Specific Run Acceptance	AAPS J 16：885-893, 2014	Doug Fast
S2	Small Molecule Specific Assay Operation		
S3	Chromatographic Run Quality Assessment		

LM：Large Molecule

それぞれ3名，ラテンアメリカから1名が選ばれている。

　日本からはGBC-SCとしてJBFから1名が参加しているほか，各論を議論する各HTに1名ずつの日本人メンバーが参加している。HTの議論のまとめはwebinarなどで発表が行われているほか，まとまった成果はThe AAPS Journalに発表されている（表I-4）。当初，成果発表のためのグローバル・ミーティングを開催する予定であったが，FDAガイダンスの改訂時期との兼ね合いから開催は見送られ，発表は主に論文で行うことになった。これらの論文は，多くの企業のコンセンサスの結果として今後のバイオアナリシスの議論にインパクトを与えるものになると考えられる。

2 BMVガイドラインの趣旨

2013年7月に出された「医薬品開発における生体試料中薬物濃度分析法のバリデー

ションに関するガイドライン」の趣旨は以下のとおりである。

1 分析法バリデーション

　BMVには試験前に行われる分析法バリデーションと試験中に行われる実試料分析の適格性要項が含まれる。原薬や製剤の品質試験を含むCMC領域の分析法バリデーションとはいくつか異なる点がある（**表Ⅰ-5**）。

　その代表的なものがマトリックス効果である。通常のPK試験で多用されるLiquid Chromatography-tandem Mass Spectrometry（LC-MS/MS）分析においては，分析対象物質のイオン化効率が重要である。さまざまな共存物質が存在する生体組織においては，イオン化効率に影響を与える妨害物質の影響をマトリックスファクター（Matrix Factor；MF）によって評価している。MFは，さまざまな個体から得られたマトリックスについて，マトリックス存在下のレスポンスとマトリックス非存在下でのレスポンスとの比で算出され，6個体間で分析精度が15％以下でなければならないと規定されている。また，安定性も生体成分の影響を受けやすいため，CMC領域に比して重要性が増している。

　逆に，回収率はCMCでは変動要因として重要視されているが，BMVでは他の要因のほうが精度への影響が大きいため，あまり重要視されない。また，BMVでは分析施設や処理方法などの変更による影響がCMC領域に比べ大きいため，一度バリデートされた手法であっても，これらの変更によりフルまたはパーシャルバリデーションを行うケースが多い。さらに，必要な場合は同じサンプルを用いて行った分析結果を比較するクロスバリデーションを実施することもある。どのようなときにクロスバリデーションを行うかについては，いまだに多くの議論がなされている。

2 実試料分析の妥当性の確認

　ICH Q2の分析バリデーションは事前のバリデーションを主に規定しているが，BMVでは実試料分析の際も結果の評価を行い，個々の測定の適否をその都度判断する。具体的には，検量線のほかに濃度既知のQuality Control（QC）試料を測定し，測定結果が理論値と大きく違わない（±15％以内）ことを確認する。

　ISRは先に述べたとおり2007年のWhite Paper[7]から提唱されている方法である。ISRを実施する実試料数は，1,000を超えない実試料数に対してその約10％，1,000を超えた実試料数では，それに1,000の超過数に対して約5％に相当する試料数を加えた数を目安とする。判定は初回の定量値からの乖離度でなされる。ISRによる不適が起こる原因としては，代謝物の逆変換による主薬の生成，未知の代謝物，安定性の個体差，ヒューマンエラーなどが知られている。ISRに関しては2013年9月のFDAドラフトガイダンスで，試料数にかかわらず7％に相当する数という，EMAとも日本とも異なる規定が公表され議論をよんでいる。

表Ⅰ-5　原薬・製剤の分析法バリデーションと生体試料バリデーションの違い

項　目	原薬・製剤（CMC）	生体試料（バイオアナリシス）
妥当性の確認 Validity for what?	分析法自体（Method）の妥当性を証明する ・装置，カラムロットなどの変更の頑健性を示す ・「室内再現性」のデータが必須	・分析法だけでなくラボのシステムの妥当性を証明している ・バリデーションをした装置で実測定を実施することが前提 ・「室内再現性」の概念はあまりない
技術移管 Method Transfer	可能（室間再現性で担保）	基本的にバリデーションはやり直し ・安定性など項目を減らす場合→パーシャルバリデーション ・異なる施設のデータを比較する場合は評価を追加することがある→クロスバリデーション
安定性 Stability	主に分析対象物質に依存する ・標準溶液の安定性 ・調製後試料の安定性	マトリックスの影響大，添加サンプルと実試料で差が出るケースあり ・短期安定性 ・長期安定性，凍結融解安定性 ・標準溶液の安定性 ・実試料での安定性（ISS）
規格外への対応 Deviation	OOSとして重大に扱われ，逸脱処理（再測定，原因究明など）が行われる	・OOTとして，測定をやり直すことはあまりしない ・倫理上の問題から，十分なサンプルを準備できない
事前の検討 Pre-study	・バリデーション試験で十分なリスク評価が行える ・影響を与える項目は評価可能（であることが前提）	・「実試料で完全な」バリデーションをすることは困難（バリデーションのために臨床サンプルは準備できない） ・目的濃度域のサンプルを準備することが難しい
実測定 Study	実測定でのトラブルは比較的少ない	実測定で初めて問題が生じるケースが多い ・個体差（妨害ピーク，マトリックス効果など） ・代謝物の影響（逆変換） ・実試料濃度が範囲を超える

ISS：Incurred Sample Stability，OOS：Out of Specification，OOT：Out of Trend

　　日本においてガイドライン作成の過程で議論になったのは再分析の可否についてである。特に，BE試験のようにPKの結果が判定などに直結する場合の再分析に関しては，薬物動態的に不自然という理由のみで再分析を実施して，恣意的に定量値を変更してはならないとされた。ただし，臨床試験などで異常なC_{max}を示した場合などは，安全性の面から患者への対応が必要になるため，確認のための再分析，再測定は制限されない，となっている。

　　CMC領域で必須とされるシステム適合性は，BMVでは逆に重要視されていない。それは，バイオアナリシスにおいては，システム適合性の確認とは別に通常分析単位ごとにQC試料などによって分析法の妥当性を確認するため，システム適合性の確認は必須とはならないためである。

3 他国のガイドラインとの比較

　ガイドライン作成時の条件としてFDAやEMAとの差異が大きくならないとしたが，いくつかの点において差がみられる．その一つはクロスバリデーションにおける判定基準で，分析施設が変更になった場合のQC試料の平均真度は，原則として理論値の±20％以内でなければならないとされた．これはEMAの判定基準の±15％以内より緩いが，±15％以内では分析施設を変更しない通常の基準と同じであり，施設間変動を加味して5％規格値を広げた．

4 規制当局にとってのガイドラインの意義

　日本の規制当局にとってBMVの概念はまだまだ新しいものであるといえる．海外ではGLP, GCP査察時には，施設のBMVへの取り組みが査察対象となっているが，日本では査察の対象とはっきり認定されておらず，BMVガイドライン発出後にあらためてPMDAなどの査察との関連性を明らかにしていく必要があると思われる．また，審査時においても何を要求して何をしないかを明確にしていく必要があると思われる．今後，FDAやEMAともコミュニケーションを取り，BMVへの理解を深める機会を持つべきではないかと思われる．

引用文献

1) 厚生労働省医薬食品局審査管理課長.「「医薬品開発における生体試料中薬物濃度分析法のバリデーションに関するガイドライン」について」（平成25年7月11日　薬食審査発0711第1号），2013
　厚生労働省医薬食品局審査管理課.「「医薬品開発における生体試料中薬物濃度分析法のバリデーションに関するガイドライン質疑応答集（Q&A）」について」（平成25年7月11日　事務連絡），2013
2) FDA. Guidance for Industry：Bioanalytical Method Validation. US Department of Health and Human Services, FDA, CDER, CMV, 2001
3) EMA Committee for Medicinal Products for Human Use（CHMP）. Guideline on Bioanalytical Method Validation. 2011
　EMEA/CHMP/EWP/192217/2009
4) GBC. http://www.globalbioanalysisconsortium.org/
5) JBF. http://bioanalysisforum.jp/
6) Shah VP, et al. Analytical methods validation：bioavailability, bioequivalence and pharmacokinetic studies, Pharm Res　9：588-592, 1992
7) Viswanathan CT, et al. Quantitative bioanalytical methods validation and implementation：best practices for chromatographic and ligand binding assays, Pharm Res　24：1962-1973, 2007
8) FDA. Guidance for Industry：Bioanalytical Method Validation：Draft Guidance.

US Department of Health and Human Services, FDA, CDER, CMV, 2013
9) EBF. http://www.europeanbioanalysisforum.eu/
10) 厚生省薬務局審査課長.「分析法バリデーションに関するテキスト（実施項目）について」（平成7年7月20日　薬審第755号），1995
厚生省医薬安全局審査管理課長 「分析法バリデーションに関するテキスト（実施方法）について」（平成9年10月28日　医薬審第338号），1997
11) 厚生省医薬安全局審査管理課長.「非臨床薬物動態試験ガイドラインについて」（平成10年6月26日　医薬審第496号），1998
12) 厚生労働省医薬局審査管理課長.「医薬品の臨床薬物動態試験について」（平成13年6月1日　医薬審発第796号），2001
13) 米山智城，他．日本におけるバイオアナリシス分析法バリデーションの実施に関する指針（バイオアナリシスフォーラム素案）について，医薬品医療機器レギュラトリーサイエンス　43：750-760, 2012
14) 厚生労働省医薬食品局審査管理課.「「医薬品開発における生体試料中薬物濃度分析法のバリデーションに関するガイドライン」等の英文版の送付について」（平成25年9月13日　事務連絡），2013
15) 厚生労働省医薬食品局審査管理課長.「「医薬品開発における生体試料中薬物濃度分析法（リガンド結合法）のバリデーションに関するガイドライン」について」（平成26年4月1日　薬食審査発0401第1号），2014
厚生労働省医薬食品局審査管理課.「「医薬品開発における生体試料中薬物濃度分析法（リガンド結合法）のバリデーションに関するガイドライン質疑応答集（Q&A）」について」（平成26年4月1日　事務連絡），2014
16) 厚生労働省医薬食品局審査管理課.「「医薬品開発における生体試料中薬物濃度分析法のバリデーションに関するガイドライン（リガンド結合法）」等の英文版の送付について」（平成26年5月30日　事務連絡），2014
17) 国立医薬品食品衛生研究所薬品部．BMVに関する参考資料．
http://www.nihs.go.jp/drug/BMV/index-j.html

第Ⅱ章

ガイドライン逐条解説

1. はじめに

　医薬品開発における生体試料中薬物濃度分析は，対象薬物やその代謝物の有効性及び安全性を評価する上で，臨床薬物動態試験や非臨床薬物動態試験（トキシコキネティクス試験を含む。）に活用され，得られた生体試料中薬物濃度は，体内動態（吸収，分布，代謝及び排泄），バイオアベイラビリティ，生物学的同等性及び薬物間相互作用等の評価に利用されている。
　一方，生体試料中薬物濃度分析には，一連の分析過程を通して妥当性が適切に確認され，十分な信頼性を有する方法を用いることが必要である。

解説　生体試料中薬物濃度分析とは，ヒトまたは動物から得られた血漿，血清，全血または尿などの生体試料を分析し，生体試料中における分析対象物質の濃度を測定することである。医薬品開発においては，通常，臨床試験およびトキシコキネティクス（Toxicokinetics；TK）試験を含めた非臨床試験から得られる生体試料を分析し，主に対象薬物および代謝物濃度を測定する。得られた濃度データは，ヒトにおける医薬品の有効性および安全性を評価するうえで重要な意味を持つため，適切に分析法バリデーションを行うことによって十分な信頼性および再現性が確認された分析法を用いる必要がある。

　本ガイドラインは，医薬品の製造販売承認申請に用いる試験成績の評価のために，生体試料中薬物濃度分析法が十分な信頼性を有することを保証するためのバリデーション及びその分析法を用いた実試料分析に関して推奨される一般的な指針を示したものである。

解説　生体試料中薬物濃度分析に用いる分析法に関しては，これまでに発出されているTK（毒性試験における全身的暴露の評価）に関するガイダンス[1]，非臨床薬物動態試験ガイドライン[2]，医薬品の臨床薬物動態試験について[3]および後発医薬品の生物学的同等性試験ガイドライン[4]においても適切に妥当性が確認された方法を用いなければならない旨が示されているものの，その内容は定量の方法ならびにその真度，精度，特異性，定量限界および試料中の分析対象物質の安定性などを明確にする，などのような簡略な記載にとどまっていた。また，分析法バリデーションに関するテキスト[5],[6]は，原薬および製剤の品質試験に用いる分析法を念頭においたガイドラインである。この

状況下で本ガイドラインは，生体試料中薬物濃度分析を対象とした日本における初の詳細なガイドラインである。

　一方で，諸外国においてはすでに同様のガイドラインなどが発出されているが，本ガイドラインはその作成過程より昨今の医薬品開発のグローバル化および生体試料中薬物濃度分析に関するガイドラインなどの国際調和を重視しており[7),8)]，本ガイドラインの骨子や主な要求事項に関して，これまでに発出されている諸外国のガイドラインなどから著しく異なる点はないものと考えられる。なお，「第Ⅲ章 1. 諸外国のガイドラインとの差異」において，本ガイドラインと諸外国のガイドラインなどの内容について，詳細な比較も行われている。

　そのため，特別な分析法を用いる場合や得られた濃度情報の使用目的によっては，科学的な判断に基づき，あらかじめ妥当な判断基準を設定する等，柔軟な対応を考慮することが必要である。

解説　本ガイドラインは推奨される一般的な指針を示したものであり，科学的な考察を加えることを前提として，用いる分析法の性質や得られた濃度の使用目的によっては柔軟な対応が可能となる内容である。このような事例として，真度または精度などが一般的には確立されていない前処理法または測定原理の分析法を用いる必要がある場合，マイクロドーズ臨床試験などの早期探索的臨床試験[9)]のような探索的アプローチに用いる分析法の場合などが挙げられる。このように，本ガイドラインで定める内容をそのまま実施することが適当ではない場合には，本ガイドラインの内容を参考に必要なバリデーションおよび実試料分析を実施することが望ましい。

2. 適用

　本ガイドラインは，トキシコキネティクス試験及び臨床試験における薬物又はその代謝物の生体試料中薬物濃度を定量する際に用いられる分析法のバリデーション並びに当該分析法を用いた実試料分析に適用するものとする。

解説　本ガイドラインは，Good Laboratory Practice（GLP）下で実施されるTK試験[10]とGLP準拠で実施することが望まれている臨床試験における薬物またはその代謝物の測定法[3]に対して適用される。分析法バリデーションのみならず，実試料分析も適用範囲になっている点に注意を払う必要がある。

　生体試料分析では，実試料分析においても多点検量線やQuality Control（QC）試料を測定して，選択性，直線性，真度・精度などの評価を行い，分析法の妥当性を確認しながら測定を行う必要がある。

　対象薬物は低分子化合物（内因性物質を除く。）を中心とし，主に液体クロマトグラフィー（liquid chromatography；LC），ガスクロマトグラフィー（gas chromatography；GC），又はそれらと質量分析法（mass spectrometry；MS）を組み合わせた分析法を対象とする。

解説　本ガイドラインは高速液体クロマトグラフィー（High Performance Liquid Chromatography；HPLC），ガスクロマトグラフィー（Gas Chromatography；GC）などのクロマトグラフィーを用いた分析法を対象としている。生体試料分析では，近年，液体クロマトグラフ質量分析（Liquid Chromatography Mass Spectrometry；LC-MS）やガスクロマトグラフ質量分析（Gas Chromatography Mass Spectrometry；GC-MS）などクロマトグラフィーと質量分析を組み合わせた分析法が主流であり，本ガイドラインでもその状況を前提としている。紫外・可視吸光度や蛍光法などを使用した分析法も本ガイドラインの適用範囲ではあるが，マトリックス効果など評価する必要がない項目も含まれている。

　Enzyme-linked Immunosorbent Assay（ELISA）など，リガンド結合を利用した測定方法については，本ガイドラインの適用ではなく，別途ガイドラインが制定されている[11]。測定原理で適用範囲を分けているのが，日本の生体試料中薬物濃度分析法バリデー

ション（Bioanalytical Method Validation；BMV）ガイドラインの特徴である。

　本ガイドラインでは「低分子化合物を中心とした」薬物を対象としている。低分子と高分子の間には明確な定義はないため，抗体や核酸などいわゆる高分子化合物の生体試料分析においても，クロマトグラフィーを用いる限り本ガイドラインを意識する必要がある。ただし，分析法バリデーションの各評価項目の判断基準については，高分子分析としては厳しいものも含まれているため，科学的妥当性を踏まえて変更することも可能と考えられる。

　ビタミンやアミノ酸のような内在性成分を測定対象とする分析法では，検量線や真度などの項目において記載どおりの評価が難しいことから，本ガイドラインの適用外としている。

　ただし，薬物濃度の測定値がヒトでの有効性や安全性の評価に直結する試験の場合は，本ガイドラインの適用外の試験であっても，本ガイドラインに準拠して分析法の妥当性を評価すべきと考えられる。このため，TK試験および臨床試験においてビタミンやアミノ酸などの内在性成分を投与しその濃度測定を行う場合には，本ガイドラインの評価項目や判定基準を参考にして分析法バリデーションを実施することが望ましい。

　一方，測定対象が同じであっても，臨床検査やバイオマーカーなどの目的で測定する場合には本ガイドラインの適用外となる。

　内在性成分の測定においては，バリデーションで妥当性を示すことができれば，適切な代替マトリックスを使用して濃度測定を行ってもよい（Q&A 15）[12]。「医薬品開発における生体試料中薬物濃度分析法（リガンド結合法）のバリデーションに関するガイドライン質疑応答集（Q&A）」[13]に，内在性成分を測定する場合の検量線の作成方法（Q&A 9）と真度評価方法（Q&A 13）について記載があり，本ガイドラインの適用となる分析法の評価においても参考になる。

　なお，「医薬品の安全性に関する非臨床試験の実施の基準に関する省令」（平成9年3月26日厚生省令第21号）の対象とならない非臨床試験で使用される分析法は，当該ガイドラインの適用対象ではないが，当該ガイドラインの内容を参考に必要なバリデーション等を実施してよい。

解 説　非臨床試験の薬物動態（Pharmacokinetics；PK）試験などで用いる分析法は，本ガイドラインの適用対象とはならない。ただし，医薬品の申請資料として測定結果を用いる限り，分析法の妥当性を確認する必要はあり，その際には本ガイドラインの内容が参考となる。

　測定目的に応じて評価項目や判定基準を変更したり，ベリフィケーション（分析法の妥当性を確認しながら実試料測定を行う）で分析法の妥当性を示す手法を選択したりすることも考えられる。特に，*in vitro*試験など同一分析単位内の測定値の比較（相対値）で評価を行う試験では，このような考え方が適用できるだろう。

3. 標準物質（標準品）

　標準物質（標準品）は，分析対象物質を定量分析する上で基準となるものであり，主に分析対象物質を添加した既知濃度の試料である検量線用標準試料及びQuality Control（QC）試料の調製に用いられる。標準物質の品質は測定データに影響を及ぼすため，品質が保証された標準物質を使用しなければならない。

解説　本ガイドラインの対象となるクロマトグラフィーにおいては，既知濃度の試料のレスポンスとの比較で実試料中の薬物濃度を算出する。既知濃度試料の調製で使用する標準物質の品質は測定値に直接影響を与えることになるため，品質が保証された標準物質を準備することが，分析法バリデーションや実測定を適切に行うための第一歩となる。

　代謝物については未変化体と同等レベルで品質を保証することは困難なことが多いが，必要となるデータを精査し，「生体試料分析の標準物質としての品質」を保証する必要がある。

　使用する標準物質については，ロット番号，含量又は純度，及び保存条件を明らかにした分析証明書又はそれに代わる文書が必要である。

解説　標準物質については，ロット番号，含量や純度といった品質情報および保管温度や貯法などの保存条件を示した文書が必要である。分析証明書（Certificate of Analysis；COA）を準備することが望ましいが，開発初期段階や代謝物などでCOAが作成できない場合は，COAの代わりとなる文書（試験成績書など）でも差し支えない。

　標準物質の品質としては，純度の情報が必要であり，HPLC-UV（Ultraviolet）法の面積比率で算出することが多い。

　定量の観点からは含量も重要であるが，正確な含量算出のためには純度に加えて，水分，塩，残留溶媒など多くの情報が必要となる。ところが，生体試料分析の標準物質（特に代謝物）では十分な化合物量が確保できず，含量が算出できないことも多い。このような場合には，純度で含量補正を行っても問題ないが，必要に応じて，核磁気共鳴（Nuclear Magnetic Resonance；NMR），カールフィッシャー水分計，熱重量測定，元素分析などのデータを取得し，適切な補正方法を検討することが望ましい。

なお，含量補正においては生体試料分析で許容される誤差や秤量誤差（有効数字）も勘案し，過不足のない対応を行うことが大切である。

入手先，化学構造及び有効期限等を明らかにしておくことが望ましい。

解説 適切な標準物質を使用していることを示すために，標準物質の入手先や化学構造は明らかにしておくことが望ましい。分析法バリデーション結果や測定結果の検証を行う際に有用な情報となる。一方，標準物質の安定性は測定値に直接影響を与える重要な情報である。代謝物などではロットが限られていることもあり，測定前に有効期限が設定できないことがある。このような場合でも，リテスト日を設定したり，測定終了後に化合物の安定性を確認するなどして安定性情報を取得し，適切な品質管理を行う必要がある（Q&A 1）[12]。

なお，リテスト日とは標準物質が必要な品質を維持していることを確認する日付であり，品質が維持されると想定される期間（リテスト期間）と組み合わせて設定される。リテスト日，リテスト期間は科学的なデータを根拠に自らの責任において設定，管理することになる。リテスト期間を超えても，再度リテストを行うことで標準物質を使用することは可能である[14]。

内標準物質に対する分析証明書等は必ずしも必要ではないが，分析対象物質の分析に影響を与えないことを確認した上で内標準物質を用いる必要がある。

解説 内標準物質（Internal Standard；IS）は同一分析単位内の検量線，QCサンプルおよび実試料に一定量添加されることが重要であり，含量・純度が測定値に影響を与えることはほとんどない。一方，ISまたはIS中の不純物が測定を妨害する可能性はある。ISの品質試験の中で妨害物質の有無を確認する方法もあるが，実測定における検量線のデータなどを活用して定量値への影響を評価しても問題はない。このため，ISについては，必ずしもCOAなどで品質を保証する必要はない。

ISの有効期間の設定についても必ずしも必要はないが，分解物が定量を妨害する可能性もあるので，経時変化に注意を払う必要がある。

海外の申請において，ISの有効期間と純度が必要となる可能性もあるため[15),16)]，少なくとも分析化学的観点では説明ができるようにしておくことが望ましい。

なお，ISとしては，安定同位体の標識体の使用が推奨される。回収率やマトリックス効果などの補正効果が高いことに加え，品質面でも物性や安定性が非ラベル体から推測できるため有用である。ただし，安定同位体の標識体に含まれる非ラベル体は定量値に直接影響を与えるため，なるべく同位体純度の高い標識体を用いる必要がある。

4. 分析法バリデーション

薬物又はその代謝物の生体試料中薬物濃度を定量する際の分析法を確立する際には，施設ごとに分析法バリデーションを実施する。

解説 生体試料中の薬物濃度分析法のバリデーションでは，特定の装置で使用される分析法の妥当性を評価している。このため，同じ分析法を使用しても，施設や装置が変わればあらためて分析法バリデーションを実施することが求められる。これは，生体試料中薬物濃度分析法の特徴的な考え方である。

4.1. フルバリデーション

分析法を新たに確立する際には，フルバリデーションを実施する。
フルバリデーションでは，選択性，定量下限，検量線，真度，精度，マトリックス効果，キャリーオーバー，希釈の妥当性及び安定性等を評価する。

解説 分析法を新たに確立する際にはフルバリデーションを実施する。生体試料中薬物濃度分析で要求されている項目は，日米欧でハーモナイゼーションが進んでいる品質分野におけるバリデーション項目〔日米EU医薬品規制調和国際会議（International Conference on Harmonization of Technical Requirements for Registration of Pharmaceuticals for Human Use；ICH) Q2A[5]〕とは一部異なる内容がある。詳細は各項での解説に譲るとして，以下概略を示す。

本ガイドラインでは，ICH Q2Aに記載されている「特異性」に相当する評価項目について，生体試料中薬物濃度分析の分野で広く用いられている「選択性」という表現を用いている（Q&A 2)[12]。

施設ごと，装置ごとに分析法バリデーションを要求される生体試料中の薬物濃度分析法では，精度として「日内再現性（同一分析単位内で評価される繰返し精度）」と「日差再現性（異なる分析単位内で評価される繰返し精度）」を実施すれば，品質試験（理化学試験）で要求される「室内再現精度（試験日，試験実施者，器具，機器などを変えて評価される精度）」[5),6)]については，評価を求められていない。

マトリックス効果は生体試料中薬物濃度分析の分野で汎用されている質量分析を用いた分析法で主に要求される項目であり，紫外可視吸収［UV-VIS（Visible）］検出器を用いた分析法では評価不要である。
　生体試料中薬物濃度分析では，実試料分析の濃度値が不明であり広い濃度域にまたがることから，広い定量範囲が必要であり希釈の妥当性が必要となることが多い。
　生体試料中薬物濃度分析では，「サンプリングした時点」での薬物濃度を把握することが目的となる。生体試料中の薬物は必ずしも安定ではないため，バリデーション試験として試料の安定性データが必要となる。サンプリング（採血，採尿など）から実試料測定までの各工程における安定性が定量値に影響を与えないことを確認する，または，取得したデータから説明できるようにしておくことが望ましい。
　なお，生体試料中薬物濃度分析では事前検証ができない不確定要素が多いため，事前にフルバリデーションを実施することに加えて，実試料分析においても検量線やQC試料を用いて分析法の妥当性を確認しながら測定することが求められる。

　通常，フルバリデーションは，分析対象となる種又はマトリックス（主に血漿，血清，全血又は尿）ごとに実施する。

　解説　分析対象となる種またはマトリックスが変更になった場合は，フルバリデーションで要求される全項目を評価し直す必要がある。ただし，標準溶液の安定性など，種やマトリックスとは無関係な項目はデータを引用することで，評価をスキップしてもよい。

　既にフルバリデーションを実施した分析法に，代謝物等を新たな分析対象物質として追加する場合には，フルバリデーションの実施を考慮する。

　解説　代謝物などを新たな分析対象物質として追加する場合には，検量線試料やQC試料の構成が変わることになる。加えて，LC-MSなどでは，各化合物の取り込み時間を変更する必要が生じる。このため，「他の分析対象物質などへの影響を考慮したうえで，フルバリデーションの実施の必要性を検討する（パブリックコメント回答12）」[17]　必要がある。
　なお，低分子の場合，化合物の相互作用で安定性が変化することは少ないと思われるが，代謝物間の相互変換や未変化体への分解などが生じる場合もあるので注意が必要である。

　また，文献等で公表された分析法を使用する場合にも，フルバリデーションの実施が必要である。

解説 生体試料中薬物濃度分析のバリデーションは，測定施設ごとに実施することが求められているため，文献などで公表された分析法を使用する場合でもフルバリデーションが必要である。文献などで示された安定性データについても，医薬品申請に必要なレベルで取得されたことを示すことができないことから，「妥当性が確保されているとはいえない（パブリックコメント回答14）」[17]ため，あらためてデータを取得し直す必要がある。

分析法バリデーションに用いるマトリックスは，抗凝固剤や添加剤を含め，分析対象の実試料にできるだけ近いものを使用する。

解説 マトリックスは，分析対象物質を添加した検量線用標準試料およびQC試料作成のほか，試料中における分析対象物質の濃度が検量線の定量範囲内となるように希釈する際にもブランクマトリックスを用いる。このため，実試料分析に影響を及ぼすことのないように，実際の実試料に近い状態のマトリックスを調達することが好ましいとされる。

TK試験では同じ種の動物を用いるほか，血漿の場合は抗凝固剤の種類を同じものとするなどの配慮が必要となる。しかしながら，すべてを全く同じにする必要はなく，例えば，最新の議論[18]では抗凝固剤などのカウンターイオンについては，必ずしも同じである必要はないとする見解で一致している。

なお，分析対象物質の実試料中安定性を高めるために安定化剤としてマトリックスに添加物を加える場合がある。このとき，ブランクマトリックスにも同様に安定化剤を添加してあらかじめマトリックスを調製する必要がある。

希少なマトリックス（組織，脳脊髄液又は胆汁等）を対象とした分析法を確立する場合には，十分な数の個体から十分な量のマトリックスが得られない状況が問題となる場合がある。そのような場合には，代替マトリックスを使用することができる。代替マトリックスは，検量線を構成する各試料及びQC試料の調製等に用いられる。ただし，代替マトリックスを使用する場合には，分析法を確立する過程においてその妥当性を可能な限り検証する。

解説 組織，脳脊髄液，胆汁などのように希少なマトリックスを用いる場合で，実試料と同じマトリックスを調達することが困難な場合は，代替マトリックスを用いる。代替マトリックスは，アルブミン溶液や緩衝液など，人工的に調製したマトリックスを指すことが多いが，疾病モデル動物などから得られた実試料分析に対して，正常動物から得られたマトリックスを用いて分析法を確立した場合もこれに該当するととらえるケースもある。代替マトリックスを使用する場合，代替マトリックスを実際のマトリック

スの代わりに用いても実際のマトリックスにおいて得られる定量値に影響がないことを確認しておく必要がある。これは実試料分析において，代替マトリックスをどのように使用するのかを考慮に入れて検討する必要がある。例えば，実試料分析において代替マトリックスを検量線用標準試料とする場合は，検量線用標準試料の調整に代替マトリックスを使用し，実際のマトリックスを用いて調製されたQC試料の定量値に影響がないことを確認することが考えられる。ほかにも代替マトリックスと実際のマトリックスにおいて，マトリックス効果に差がないこと，代替マトリックスを実際のマトリックスの希釈に用いても定量値に影響がないことを確認するなど，必要に応じて検討する。

4.1.1. 選択性

　選択性とは，試料中の他の成分の存在下で，分析対象物質及び内標準物質を区別して検出することができる能力のことである。

　選択性は，少なくとも6個体から得られた個別のブランク試料（分析対象物質や内標準物質を添加せずに前処理するマトリックス試料）を用いて評価する。各分析対象物質及び内標準物質に対する妨害がないことを確認する。希少なマトリックスを使用する場合には，6個体よりも少ない個体から得られたマトリックスを使用することも許容される。

解説　分析法は，分析対象物質およびISを試料中の他の成分と区別して測定できるものでなければならない。分析対象物質およびISを，試料中の他の成分と区別して定量できる能力のことを「選択性」と定義している。また，海外のガイドライン[19),20)]においても「選択性（Selectivity）」という用語が採用されている。

　なお，すでに取得した試験のデータ，試験計画書および報告書において，「特異性」という用語を使用していても，本ガイドラインの「選択性」に相当する評価項目として取扱うことができるため差し支えない（Q&A 2）[12)]。

　また，本ガイドラインにおける「選択性」は，「医薬品開発における生体試料中薬物濃度分析法（リガンド結合法）のバリデーションに関するガイドライン」[11)]における「特異性」および「選択性」とは定義が異なるため，混同しないように注意されたい。

　ブランク試料において妨害物質に由来する応答変数（レスポンス）が認められない，又は妨害物質に由来するレスポンスが定量下限における分析対象物質の20％以下及び内標準物質の5％以下でなければならない。

解説　ブランク試料のレスポンスが，分析対象物質については定量下限の20％以下，ISについては5％以下であれば，妨害がないと判断できる。

　定量下限（Lower Limit of Quantification；LLOQ）のレスポンスの20％を超える妨害ピークが認められた場合，前処理法や分析機器の測定条件などを変更するか，LLOQ

の濃度の見直しが必要である。

　本ガイドラインにある「妨害物質」としては，内因性のマトリックス成分，代謝物，前処理過程などで生成した分解産物，および実試料分析では併用薬ならびにその他の外因性物質が挙げられる。

　薬物間相互作用（Drug-Drug Interaction；DDI）を評価する目的などで併用薬が使用される場合や，主要な代謝物の存在が明らかになっている場合，併用薬や代謝物による分析対象物質の選択性への影響を，バリデーションで評価しておくことが望ましい。投与前試料（被験薬を投与する前に採取した併用薬を含む試料）が得られる場合には，その試料で選択性への影響を確認することも可能である。また，併用薬がISに影響しないことを確認するため，投与後試料におけるISのレスポンスを，検量線用試料のISのレスポンスと比較することも検討すべきである[18]。

　不安定な代謝物（例えば酸性代謝物のエステル化，N-オキシドまたはグルクロン酸抱合体代謝物，ラクトン環構造を有する代謝物など）が考えられる場合，一連の分析過程（前処理または測定時）で起こる代謝物の分析対象物質への逆変換の可能性を確認するため，選択性を評価することが望ましい。新規物質のため代謝に関する情報が得られていない場合は，代謝物が明らかにされ選択性の評価が必要と判断されたときに追加で確認する。

　DDIにおいて，明らかに物性が異なり分析するうえで相互作用する可能性がない場合，選択性への影響評価は必要としない。併用薬や代謝物による選択性への影響評価はバリデーション試験の必須項目ではなく，実試料分析の際に評価する場合もある。また，選択性への影響が懸念された時点で，パーシャルバリデーションを実施して評価することも可能である。

　試料を前処理し，測定するまでの過程で代謝物が未変化体に変換する懸念がある場合においても，バリデーション試験で確認することを考慮すべきである。

　複数の分析対象物質を同時に定量する分析法の場合，各々の分析対象物質に対して妨害がないことを確認する。評価法としては，各分析対象物質を個別に添加したブランク試料を分析し，各々の分析対象物質に対して妨害がないことを確認する。もし妨害が確認された場合，原因としてクロストーク（Crosstalk），インソース分解（In-Source Decay），標準物質への不純物としての混入が考えられる。

　LC-MS/MSでの分析では，ISとして安定同位体で標識された標準物質を使用することが多い。その場合，標識されたISの中に混入している非標識化合物の程度を確認しておくため，ブランクマトリックスにISを添加したブランク試料を測定し，分析対象物質の分析に対して影響がないことを確認する。

　UVなど選択性の高くない検出法を用いる場合は，代謝物や併用薬の影響について評価することが望ましい。

　溶血や高脂質血漿による影響については，バリデーション試験で必ずしも評価する必要はない。実試料分析の際に，ISの強度変化やIncurred Sample Reanalysis（ISR）などで評価する方法もある。ただし，回収率が悪い場合やマトリックス効果の影響を強く受け

る場合など，共存成分の影響を強く受ける可能性がある場合には，分析法の開発段階などであらかじめ評価しておくことが望ましい。

　海外においては，選択性を評価する6個体のうち一つは，溶血したマトリックスを含むべきとの考えもある。また，臨床試験における実試料分析のために，選択性を評価する6個体のうち一つは，高脂質血漿を含むべきとの考えもある。ただし，非臨床試験については，脂質異常症の動物からの試料を分析する場合を除き，高脂質血漿の影響評価は必要としないと考えられている[18]。

　評価する6個体の性別については，実試料の背景を考慮して決めることで差し支えない。複数個体から採取されたマトリックスを混合するプールマトリックスは通常用いない。

　選択性の評価は，個別に評価すべき項目であるため，6個体の平均値ではなく個々の結果がすべて基準を満たす必要がある。

　希少なマトリックス（例えば脳脊髄液，胆汁，骨髄，涙液など）の場合，選択性を評価する個体数は，マトリックスの入手状況とそのマトリックスにおける定量分析の目的に応じて設定する。

　実試料分析の際は，検量線用標準試料と同時に調製したブランク試料に妨害ピークが認められた際の取扱いについて，標準操作手順書（Standard Operating Procedures；SOP）や分析計画書などに定めておくことが望ましい。

4.1.2. 定量下限

　定量下限とは，試料中において分析対象物質を信頼できる真度及び精度で定量することができる最も低い濃度である。

　定量下限における分析対象物質のレスポンスは，ブランク試料の5倍以上である必要がある。定量下限における平均真度は，理論値の±20％以内，精度は20％以下でなければならない。

　解説　LLOQは，LLOQにおける分析対象物質のレスポンス（ピーク面積値あるいはピーク高さ値）がブランク試料のレスポンスの5倍以上，かつLLOQにおける真度は，理論値の±20％以内，精度は20％以下である濃度である。上記の条件を満たす場合，検量線の最低濃度をLLOQとする。

　LLOQは，シグナル/ノイズ（Signal/Noise；S/N）比が5以上である濃度と解釈される場合があるが[18]，LLOQにおける分析対象物質のレスポンスを評価する場合は，ブランク試料とLLOQの試料を別個に測定して比較することが求められており，海外のガイドライン[19),20)]においても，S/N比に基づく評価は推奨されていない。ただし，分析法を確立するうえで，S/N比を目安にLLOQを検討することは問題ない。注意すべき点としては，LLOQの判断基準である真度および精度を満たしていても，S/N比が5に満たない場合もありうる[21]。

LLOQは，予測されるPKプロファイルの濃度や試験の目的に応じて設定すべきである。例えば，European Medicines Agency（EMA）ガイドラインでは，生物学的同等性（Bioequivalence；BE）試験におけるLLOQを，C_{max}の5％以下に設定することが推奨されている[20]。

　なお，定量限界（Quantitation Limit；QL）という用語があるが，定量限界とは，試料中の分析対象物質を定量することができる最も低い濃度のことであり，定量限界を設定するためのS/N比は10に相当するとされている[22]。よって，QLはLLOQの定義を指すものではないため，QLをLLOQと置き換えて用いるべきではない。さらに，検出限界（Limit of Detection；LOD）という用語もあるが，LODとは，生体試料中薬物濃度分析法によりバックグラウンドノイズと確実に区別できる分析対象物質の最低濃度を意味するため，LLOQと混同してはならない[19]。

4.1.3. 検量線

検量線は，分析対象物質の理論値とレスポンスの関係をグラフに示したものである。

解説　検量線として，X軸に検量線用標準試料の既知濃度を，Y軸にレスポンスをプロットしたグラフを作成し，最小二乗法により回帰式を求めることが一般的である。レスポンスとしては，クロマトグラムにおけるピーク高さおよびピーク面積が挙げられるが，ピーク面積が用いられることが多い。なお，生体試料中薬物濃度測定においては，分析対象物質のピーク面積をそのままレスポンスとして用いる絶対検量線法よりも，試料にISを添加し，分析対象物質とのレスポンス比（IS比）を用いる内標準法を利用することが多い。内標準法によって，前処理（回収率）や検出におけるばらつきの補正が期待される。特に，LC-MS法においては，イオン化のばらつきがレスポンスに影響するため，ISによる補正が不可欠である。このため，分析法を構築するうえでISの選択は重要な要素となる。

検量線は，分析対象物質ごとに作成される必要がある。検量線の作成には，可能な限り実試料と同じマトリックスを使用し，既知濃度の分析対象物質を添加して作成する。

解説　分析対象物質ごとに検量線を作成するが，検量線用標準試料には複数の分析対象物質を含んでもよい。

　前処理における回収率や，質量分析装置のイオン化の影響を等しく評価するうえで，検量線試料と実試料は同じマトリックスを使用すべきである。ただし，マトリックスが入手困難な場合には，検量線試料に代替マトリックスを使用することも許容されるが，その妥当性をバリデーション試験で検証しておかなければならない。

検量線は，定量下限を含む6濃度以上の検量線用標準試料，ブランク試料及びゼロ試料（内標準物質を添加したブランク試料）から構成する。

解説 ブランク試料およびゼロ試料を分析することによって，前処理や測定におけるコンタミネーションやISの分解物などによる分析対象物質への影響の有無を確認できる。

検量線の回帰式及び重み付け条件には，一般的に濃度とレスポンスの関係を示す最も単純なモデルを用いる。重回帰式を用いても良い。ただし，検量線の回帰式の算出には，ブランク試料及びゼロ試料を用いない。報告書には，用いた回帰式を記載する。

解説 バリデーション試験内で回帰式および重み付け条件の最適モデルの選択を行う場合は，試験計画書に評価方法を記載し，試験報告書ではモデル選択の根拠を示すことが望ましい。一方，回帰式および重み付け条件を分析法開発段階で検討し，バリデーション試験開始前にはそれらの選択が終了している場合が多い。この場合は必ずしも試験計画書および報告書に選択の根拠を記載する必要はない。

クロマトグラフ法では回帰式として直線回帰式 $Y = a \times X + b$（aとbは最小二乗法により求める定数）が第一選択であり，何らかの重み付け（例：$1/X$，$1/X^2$，$1/Y$，あるいは $1/Y^2$）が用いられる。

回帰式から求められた検量線用標準試料の各濃度の真度は，定量下限において理論値の±20％以内とし，定量下限以外においては理論値の±15％以内とする。検量線用標準試料の75％以上かつ，定量下限及び検量線の最高濃度を含む少なくとも6濃度の標準試料が，上記の基準を満たすものとする。

解説 真度が基準を外れた試料の扱いに関しては，回帰式の算出に含める，または除外する，という二つの方法が考えられる。これらの方法については，各施設がSOPまたは試験計画書などにて明確にしておくべきである。いずれにしても，回帰式の算出には，真度が基準を満たした検量線用標準試料のデータが最低6個（最低濃度と最高濃度を含む）は必要である。

真度の算出式は，以下のとおり。

$$真度(\%) = \frac{定量値}{理論値} \times 100$$

4.1.4. 真度及び精度

　真度とは，それぞれの分析対象物質の定量値と理論値との一致の程度のことである。精度とは，それぞれの繰り返し分析によって得られる定量値のばらつきの程度のことである。
　真度及び精度は，QC試料，すなわち分析対象物質濃度が既知の試料を分析することによって評価される。

解説　真度とは，それぞれの分析対象物質の定量値と理論値との一致の程度のことであり，理論値を100％としたときのパーセントで表記される。
　真度の算出式は，以下のとおり。

$$真度(\%) = \frac{定量値}{理論値} \times 100$$

　精度とは，繰り返し分析して得られるそれぞれの分析対象物質の定量値間の一致のばらつきの程度のことであり，変動係数（Coefficient of Variation；CV）または相対標準偏差（Relative Standard Deviation；RSD）のパーセント表記で表される。
　精度の算出式は，以下のとおり。

$$精度(\%) = \frac{標準偏差}{平均値} \times 100$$

　生体試料中薬物濃度分析のバリデーションでは，実試料を用いた真度および精度の評価が困難なため，代替としてQC試料を用いて評価する。QC試料は，マトリックスに分析対象物質を添加した既知濃度の試料である。マトリックスへの標準溶液の添加率などは，本ガイドラインには記載がないが，マトリックスを希釈しすぎることなく標準溶液の溶媒の影響が出ない程度に設定すべきである。また，複数の分析対象物質を定量する方法では，複数の分析対象物質を一つのQC試料に添加した試料を用いて真度・精度を評価することができる。QC試料の調製には，抗凝固剤や添加剤を含め，実試料にできるだけ近いマトリックスを用い，主にプールされたマトリックスを使用する。しかし，希少なマトリックスを対象とした分析法を確立する場合など，十分な量のマトリックスが得られない場合には，代替マトリックスを使用できる。詳しくは，「第Ⅱ章4.1 フルバリデーション」で解説する。
　なお，FDAガイダンスやEMAガイドラインでは，検量線とQC試料に用いる標準原液を別に調製することを推奨している。これは秤量など標準溶液調製における差を検証することや調製ミスなどのエラー検出といったことが背景にあると考えられる。少なくとも，バリデーションにおいて複数回の標準溶液調製を実施するなど，調製ごとの差が分析法に与える影響がないということを確認しておくことが望ましい。

　バリデーション時においては，検量線の定量範囲内で，最低4濃度（定量下限，低濃度，中濃度及び高濃度）のQC試料を調製する。QC試料の濃度については，低濃度は定

量下限の3倍以内，中濃度は検量線の中間付近，高濃度は検量線の最高濃度の75％以上であるものとする。

> **解説** バリデーション時において，QC試料は検量線の定量範囲内で，最低4濃度（LLOQ，低濃度，中濃度および高濃度）を調製する。低濃度はLLOQの3倍以内，中濃度は検量線の中間付近，高濃度は検量線の最高濃度の75％以上とされている。中濃度の「検量線の中間付近」の設定は，具体的に記載されておらず，以下の例のように，いろいろな考え方が可能である。
> - LLOQと検量線の最高濃度の幾何平均値
> - 検量線用標準試料の中央濃度（7濃度設定した場合，下から4番目）
> - 最高濃度の50％
> - LLOQと最高濃度の算術平均値
>
> 中濃度のQC試料の設定は，分析法ごとに検量線範囲や実試料分析で予想される濃度などを参考に判断すべきである。

分析単位内の真度及び精度は，各濃度あたり少なくとも5回の繰り返し分析をすることによって評価される。分析単位間の真度及び精度は，少なくとも3回の分析単位を繰り返し分析することによって評価される。各濃度における平均真度は，理論値の±15％以内でなければならない。ただし，定量下限では±20％以内であるものとする。各濃度における定量値の精度は，15％以下でなければならない。ただし，定量下限では20％以下とする。

> **解説** 分析単位内および分析単位間の真度および精度の評価方法として，例えば各濃度のQC試料について5回の繰り返し分析を3日間繰り返す試験計画などが適用される。

4.1.5. マトリックス効果

マトリックス効果とは，分析対象物質のレスポンスが試料中のマトリックス由来成分によって影響を受けることである。マトリックス効果の評価は，MSを用いる分析法で実施される。マトリックス効果は，マトリックスファクター（MF）を算出することによって評価される。

> **解説** MSを用いる分析法では，マトリックス由来成分の影響で分析対象物質のレスポンスが変動する場合がある。影響を及ぼすと考えられる成分の有無や量は，個体ごとに異なる可能性があることから，個別のマトリックスを用いて算出したマトリックスファクター（Matrix Factor；MF）が個体間で大きく異ならない（精度が15％以下である）ことを確認する必要がある。

MFは，マトリックス存在下での分析対象物質のレスポンスを，マトリックス非存在下でのレスポンスと比較することによって算出される。MFの算出には，少なくとも6個体から得られたマトリックスを用いる。内標準物質を用いて，MFを補正しても良い。MFの精度は，個体間で15％以下でなければならない。

解説　MFはマトリックス非存在下での分析対象物質のレスポンスに対するマトリックス存在下での分析対象物質のレスポンスの割合で表される。一般的に，標準溶液のレスポンスもしくはマトリックスを含まない試料を前処理した試料に分析対象物質を添加して得られたレスポンスと，ブランクマトリックスを前処理した試料に分析対象物質を添加して得られたレスポンスとを比較することで評価される。MFが1以下のときはイオンサプレッション（イオン化効率の抑制），1以上のときはイオンエンハンスメント（イオン化効率の増大）が起きていると判断される。MFは必ずしも1である必要はなく，個体間で大きく異ならないことが重要であるため，精度にのみクライテリアが設定されている。

　ISで補正したMF（IS-normalized MF）は以下の式で算出される。

$$\text{IS-normalized MF} = \frac{\text{分析対象物質のMF}}{\text{ISのMF}} \quad \cdots\cdots ①$$

もしくは

$$\text{IS-normalized MF} = \frac{\text{マトリックス存在下での分析対象物質とISのレスポンスの比}}{\text{マトリックス非存在下での分析対象物質とISのレスポンスの比}} \quad \cdots\cdots ②$$

　①，②どちらの計算式を用いた場合でも得られるIS-normalized MFの値は同一となるが，①の算出方法を用いることで分析対象物質およびISのMFをそれぞれ得ることができるため，マトリックス中の成分がイオンサプレッションもしくはエンハンスメントの因子となっているかを考察するうえで有益である。分析対象物質のMFの変動が大きい場合（すなわちマトリックス効果が大きい場合），分析対象物質とほぼ同じMFを示す安定同位体標識体をISとして用いることが推奨される。

　2007年に公表されたAAPS/FDA Bioanalytical WorkshopのConference Report[23]において，安定同位体標識体をISとして用いる分析法ではMFの確認は必ずしも必要ではないと報告されている。しかしながら，安定同位体標識体で補正しきれない場合もあるため，本ガイドラインでは安定同位体標識体を用いた場合もマトリックス効果を評価することが求められている（パブリックコメント回答50参考）[17]。

　マトリックスを用いて調製したQC試料を分析することによっても，マトリックス効果を評価できる。少なくとも6個体から得られたマトリックスを用いて調製したQC試料を分析し，定量値の精度は，個体間で15％以下でなければならない。

解説 マトリックス効果の評価は，マトリックスを用いて調製したQC試料の定量値で評価する方法もある。この場合，個別のマトリックスを用いて調製されたQC試料の定量値の精度が15％以下であることが求められる。QC試料の定量値で評価する場合は，MFで求められる個体別のマトリックス有無によるイオン化効率の変動に加え，個体別マトリックスからの回収率の変動が加味された評価となる。日本のガイドラインではMFもしくはQC試料の定量値のいずれかの方法でマトリックス効果を評価することが求められている。

一方で，EMAガイドラインではマトリックス効果の評価方法としてMFを算出する手法を推奨している。また，評価濃度についてもLLOQの3倍および定量上限（Upper Limit of Quantification；ULOQ）付近の2濃度と規定されている。

本ガイドラインでは，マトリックスの影響を評価する濃度の記載はない。ISに安定同位体を用いる測定法においては，マトリックス効果の定量値への影響は補正されるため，レスポンスの直線性に懸念が生じなければ任意の濃度で評価できる。一般的にはマトリックスの影響は低濃度のほうで受けやすいため，MFが1に近い場合などのマトリックスの影響が小さい場合には，低濃度のみ評価すれば高濃度も問題ないと考えられる。一方，MF＜1（イオン化抑制を受けている場合）やMF＞1（イオン化増強を受けている場合）などのマトリックスの影響が示唆される場合には，イオン化の飽和が考えられるため高濃度での影響も確認が必要と考えられる。

なお，希少なマトリックスを使用する場合には，6個体よりも少ない個体から得られたマトリックスを使用してよい。

解説 組織，脳脊髄液，胆汁などのような希少マトリックスでのマトリックス効果の評価は，これらマトリックスを調達することが困難な場合があるため，本ガイドラインでは6個体以下のマトリックスを用いた評価も許容されている。

EMAガイドラインで評価を推奨されている溶血血漿，高脂質血漿，特別な集団（腎臓・肝臓に障害のある集団など）由来のマトリックスにおけるマトリックス効果は，測定データに影響が懸念される因子が明らかな場合にはその分析系への評価を考慮すべきである。しかしながら，これらのマトリックスはバリデーション時に入手することは困難である場合が多く，さらにこれらマトリックスを評価することが実サンプルで起こりうるすべての因子を評価できるものとは限らないため，本ガイドラインではバリデーションの必須項目とは規定されていない。これらのマトリックスが分析法に与える影響は，実サンプルを分析した際のISのレスポンスの変動やISRの結果からある程度考察できる場合がある。

4.1.6. キャリーオーバー

　キャリーオーバーとは，分析機器に残留した分析対象物質が定量値に影響を与えることである。

解説　キャリーオーバーとは，分析機器における分析対象物質の残留が原因となって，高濃度試料の一部が次以降の注入試料測定において検出される現象のことを指す。キャリーオーバーがとりわけ懸念されるケースとして，高濃度試料の次以降の注入試料がブランク試料であっても，高濃度試料の残留の影響によりピークが検出されるため，次以降の注入試料の定量値が真値よりも高値となる。また，ピークとして検出されるキャリーオーバーの現象とは別に，カラムを含む流路やイオン源などにイオンが残存することで，MS検出におけるベースラインが上昇し，LLOQの分析対象物質のピークが検出されにくくなるという現象も知られている。このため，定量値に影響を及ぼさないようにキャリーオーバーの影響を小さくする必要がある。

　なお，キャリーオーバーは，分析機器以外にも前処理操作において使用される器具などの汚染によって発生する場合もあり，自動前処理方法を採用している場合は特に注意が必要である[24]。

　キャリーオーバーは，最高濃度の検量線用標準試料を測定した後にブランク試料を測定することによって評価される。最高濃度の検量線用標準試料を測定した後のブランク試料のレスポンスは，原則として，定量下限における分析対象物質20％以下且つ内標準物質の5％以下でなければならない。

解説　キャリーオーバーの評価基準は，本ガイドラインにあるとおり，最高濃度の検量線用標準試料を測定した後のブランク試料において得られたレスポンスが，LLOQにおける分析対象物質の20％以下かつISの5％以下となっている。海外資料においては，White Paper[23]やEMAガイドライン[20]において，キャリーオーバーの評価方法が同様に記載されている。

　評価式は，以下のとおり。

$$\text{キャリーオーバー}(\%) = \frac{\text{ブランク試料のレスポンス}}{\text{LLOQ試料のレスポンス}} \times 100$$

　分析法開発の段階において，上記基準を満たすような分析法を見出すことが望ましい。すなわち，LCやGCにおける試料注入部の洗浄方法（洗浄溶媒，洗浄回数など）や注入方法を工夫する，あるいは分析方法全体を見直すなどして，分析対象物質の残留が最小限となるような分析法を確立する必要がある[20]。これら分析法開発段階におけるキャリーオーバーに関するトラブルシューティングなどについては，「第Ⅲ章 2. 分析法開発」にて解説しているため参考にされたい。

この基準を満たさない場合には，その程度を検討し，実際の実試料分析に影響を及ぼさないような手段を考慮する。

> **解説** 分析法開発の段階において，キャリーオーバーの影響が解消されず，上記基準を満たさない場合には，その程度を検討し実際の実試料分析に影響を及ぼさないような手段を考慮する必要がある。例えば，分析法の検量線範囲を狭くする。すなわち，LLOQの濃度を高くするか，最高濃度を低くするなどして，キャリーオーバーの影響を回避する方法がある。また，高濃度試料を測定した後にブランク試料の測定を加えるなどの回避方法を設定し，その妥当性を検証することで実試料分析にも活用することができるほか，キャリーオーバーの影響ができるだけ小さくなるような試料の注入順序（高濃度試料の次に低濃度試料が注入されないような順序）を考慮するなどの方法も考えられる。ただし，この対応はキャリーオーバーの影響が予測可能な範囲であることが条件となる。その内容の詳細については，「第Ⅱ章5.4. キャリーオーバー」で述べる。
>
> バリデーションでは定量範囲内での試料を想定しており，実試料分析時の濃度範囲までは想定できない場合もあるため，定量範囲外の試料でキャリーオーバーを評価する必要はない。その代わりに，実試料分析においてキャリーオーバーを評価する必要がある。

4.1.7. 希釈の妥当性

試料を希釈して分析する必要がある場合には，希釈が分析対象物質の定量値に影響を与えないことを確認する。

希釈の妥当性は，試料中における分析対象物質の濃度を検量線の定量範囲内となるようにブランクマトリックスで希釈する場合，実試料分析における希釈方法を考慮した適切な希釈倍率を選択し，それぞれを少なくとも5回の繰り返し分析をすることによって評価する。希釈された試料の平均真度は理論値の±15％以内，精度は15％以下でなければならない。

> **解説** 試料を希釈して分析する必要がある場合に，希釈操作が分析対象物質の定量値に影響を与えないことを確認するために希釈の妥当性を評価する。実試料分析において検量線上限以上の定量値が得られた場合，試料中分析対象物質濃度が検量線の範囲内となるように実試料をブランクマトリックスで希釈して分析する。また，分析に供する実試料の容量が不足した場合，同様に実試料をブランクマトリックスで希釈して分析試料量をバリデーションの分析条件にそろえて分析することもある。分析法バリデーション実施時に希釈の妥当性を確認するが，実試料分析において想定した以上に希釈が必要になった場合など，必要に応じてパーシャルバリデーションで確認する。
>
> 分析法バリデーション実施時の希釈の妥当性の評価は，実試料分析で希釈することが想

定される分析対象物質濃度を考慮して適切な濃度の試料を用いて実施する。例えば，検量線上限以上の定量値が得られた試料の希釈の妥当性の確認においては，検量線範囲内の濃度の試料よりも，検量線上限以上の濃度の試料を用いて評価することが望ましい。実試料分析における希釈は，妥当性が確認された希釈方法と同等の希釈倍率で実施する。なお，科学的な根拠をもって説明できる方法であれば，妥当性が確認された希釈方法と異なる希釈倍率での実試料の希釈操作を実施可能であると考えられる。

希釈の妥当性の評価では，希釈操作の正確性と再現性を確認することが求められる。そのためブランクマトリックスでの希釈操作をn＝5で実施し，5本の希釈試料をそれぞれ1回分析した際の定量値の平均真度および精度を評価する。例えば，1回の希釈操作で得られた一つの希釈試料を5回繰り返し分析する評価方法は希釈の妥当性評価法として十分ではないと考えられる。また，妥当性の確認された希釈方法を用いて希釈した試料をさらに繰り返し希釈する場合には，繰り返し希釈の妥当性を再評価する必要がある。

試料の希釈に代替マトリックスを用いる場合は，同様にして，当該マトリックスを用いることが真度又は精度に影響を及ぼさないことを示す。

解説 希少なマトリックスで量に限りがある場合など，ブランクマトリックスではなく代替マトリックスを用いて試料を希釈することがある。代替マトリックスを用いた希釈においても，ブランクマトリックスでの希釈の妥当性評価と同様のクライテリアで評価する必要がある。

4.1.8. 安定性

分析対象物質の安定性評価は，試料を採取してから分析するまでの各過程が分析対象物質の濃度に影響を及ぼさないことを保証するために実施する。安定性の評価は，実際の保存条件又は分析条件にできる限り近い条件で行う。安定性の評価においては，溶媒又はマトリックスの種類，容器の材質，保存条件等に留意する。

解説 本ガイドラインでは安定性とは「所定の時間，特定の条件下での溶媒またはマトリックス中における分析対象物質の化学的または生物学的安定性」としている。分析対象物質の安定性評価は，試料を採取してから分析するまでの各過程が分析対象物質の濃度に影響を及ぼさないことを保証するために実試料の保存条件または分析条件にできる限り近い条件で実施される。保存時の容器への吸着，マトリックス中の蛋白質への結合，他の代謝物などからの変換などの事象は，分析対象物質の分解などを伴わないが，定量値に影響を及ぼすことから，これらの事象についても安定性評価において考慮する必要がある。

安定性の評価においては，溶媒またはマトリックスの種類（抗凝固剤や安定化剤の種類

なども考慮する），容器の材質，光，保存温度などに留意する。抗凝固剤を変更した場合は通常安定性試験を新たに実施するが，抗凝固剤のカウンターイオンの変更は低分子化合物においては，一般的には血漿中の分析対象物質の安定性に影響を与えないことが報告されている[25]。

　バリデーション試験では，凍結融解安定性，短期保存安定性（室温，氷冷又は冷蔵等），長期保存安定性，前処理後試料中安定性を評価する。いずれの安定性についても，実際の保存期間を上回る期間で評価する。

解説　短期保存安定性とは，試料採取施設において試料を採取してから保存するまでおよび分析施設において試料を融解してから前処理を開始するまでの期間の分析対象物質の安定性を指す。実際に試料が取り扱われる条件および期間を考慮し，室温，氷冷または冷蔵下において，例えば4～24時間程度マトリックス中分析対象物質の安定性について確認する。

　長期保存安定性とは短期保存安定性よりも長い期間の安定性のことであり，分析対象物質のマトリックス中の冷凍保存時の安定性などを確認する。安定性の評価は，実試料の保存条件にできる限り近い条件で行う必要があるが，保存温度については高温と低温の挟み込みで実施することができる。例えば，−20℃および−80℃保存において安定性が確認された場合，−20℃と−80℃の間の温度における安定性を別途確認する必要はない。また，化合物はアレニウス（Arrhenius）の法則に従いより低温で化学的に安定性が高まるが，蛋白質などの高分子化合物においては低温において変性し，三次元構造が部分的に変化する場合がある。低分子化合物においても，より低い温度で保存することで蛋白結合率などが変化することが考えられるが，一般的にこのことが定量値に影響を与えることは少ない[26]。このことから低分子化合物については，輸送時など，一時的に安定性が確認されている条件より低温で保存される場合において，必ずしも安定性の追加データを取得する必要はない（パブリックコメント回答64）[17]。

　マトリックスの凍結融解を繰り返すことが分析対象物質の安定性に影響を与える場合があるため，実試料の融解される回数を考慮して凍結融解安定性を確認する必要がある。凍結融解安定性試験の実施時には，実試料の取り扱いと同じ条件で融解させることが望ましい。完全に融解したことを確認した後に同じ条件で再凍結させ，凍結保存の時間は通常12時間以上とする（Q&A 4）[12]。

　前処理後試料中安定性は，前処理後オートサンプラーに保存するまでの安定性およびオートサンプラー中における分析するまでの安定性に分けられる。前処理後オートサンプラーに保存するまでの安定性については，その期間が短期間で実試料が検量線用標準試料およびQC試料と同様の条件で保存される場合，検出感度に問題が生じなければその間の安定性は同様の条件で保存したQC試料で担保できると考えられるため，必ずしも確認する必要はない。オートサンプラー中安定性は，前処理後一定期間オートサンプラー中に保

存したQC試料の定量値を用いて評価される。一つの方法としては，検量線用標準試料は調製直後のみ注入し，QC試料は調製直後とオートサンプラー中に一定期間保存後の2回注入する。保存後のQC試料の定量値は調製直後の検量線用標準試料の分析結果を利用して算出する。別の方法としては，検量線用標準試料およびQC試料の両方を調製直後とオートサンプラー中に一定期間保存後の2回注入する。保存後のQC試料の定量値は保存後の検量線用標準試料の分析結果を利用して算出する。実試料分析で想定される分析方法を考慮して，適切な方法を選択して安定性を確認することが必要である。

標準原液及び標準溶液中の安定性の評価には，通常，最高濃度及び最低濃度付近の溶液を用いる。各濃度あたり少なくとも3回の繰り返し分析を行う。

解説 標準原液および標準溶液中安定性は，一定期間保存した溶液および標準物質等より新たに調製した溶液を適当なレスポンスになるように希釈後分析し，両者のレスポンスを比較することで評価する。内標準法を用いてもよい。合格基準は，科学的に妥当な基準を計画書などであらかじめ規定する。安定性評価の期間と温度は実際の使用に即して計画する。例えば，室温で6時間以上および冷蔵で1週間以上の安定性を確認する。

ISの溶液中安定性が定量値に与える影響は分析対象物質のそれに比べると小さい。したがって，分析対象物質に比べて評価内容を簡易にしたり，合格基準を幅広く設定したりできる場合が多いと考えられる（パブリックコメント回答11参考）[17]。

マトリックス中の安定性の評価には，低濃度及び高濃度のQC試料を用いる。QC試料の調製には，抗凝固剤や添加剤を含め，実際の条件にできるだけ近いマトリックスを使用する。各濃度あたり少なくとも3回の繰り返し分析を，QC試料を保存する前後に行うことで安定性を評価する。原則として各濃度における平均真度を指標として，理論値の±15％以内でなければならない。なお，分析対象物質の特性等を考慮し，他の指標が科学的により適切に評価できる場合には，当該指標を用いても良い。

解説 マトリックス中の安定性の評価は一般的に調製直後の検量線を用いて実施される。低濃度および高濃度のQC試料を用いて評価し，検量線上限以上の濃度の安定性については，科学的には安定性に濃度依存性が認められない限り実施の必要はないと考えられる。通常各濃度あたり少なくとも3回の繰り返し分析を実施するが，分析法の精度などを考慮し，必要に応じて繰り返し回数を増やすことを考慮する。安定性の評価は，原則として各濃度における平均真度を指標として評価するが，分析法の精度を考慮してより適切に評価できると考えられる場合には，残存率などの他の指標を用いて安定性を評価してもよい（Q&A 3）[12]。安定性の評価においては特に，得られた値を明確な理由なく棄却することは避ける。

必要に応じて他施設で得られた分析対象物質の安定性結果を参照することも可能である。

併用薬はマトリックスの性状を変化させない限り，分析対象物質の安定性に影響を与えないと報告されている[27]。代謝物についても多くの場合は分析対象物質の安定性に影響を与えないと考えられ，影響をバリデーション試験で評価する必要はないと考えられる。ただし，代謝物の中には，抱合体，ラクトン，幾何異性体，N-オキシドのように分析対象物質への変換などにより定量値に影響を与えることが明確に考えられる代謝物がある。このような場合は，分析法の開発段階において，これらの影響を回避することが科学的に妥当であると思われる。

安定性の評価は試料を採取してから分析するまでの各過程が分析対象物質の濃度に影響を及ぼさないことを保証するために実施することから，分析対象物質の全血中の安定性について懸念がある場合，考慮する必要がある。一般的に血漿または血清中における安定性と全血中における安定性の間に大きな乖離はないと報告されているが，N-オキシドまたはヒドロキサム酸を部分構造に有する場合など，化合物の構造的特徴によっては全血中の安定性が顕著に低いことが報告されているため注意が必要である[28]。

全血中安定性の評価において，保存前後の全血をそのまま分析して全血中の分析対象物質のレスポンスを比較する方法および保存前後の全血を遠心後血漿または血清中分析対象物質濃度を測定し，両者を比較する方法がある。前者の方法では，全血をマトリックスとする測定法について何らかの妥当性の確認が必要と考えられる。後者の方法では，バリデートされた方法での濃度測定が実施可能であるが，血球移行率の変動などが定量値に影響を与えるため結果の評価には注意が必要である。

4.2. パーシャルバリデーション

既にフルバリデーションを実施した分析法に軽微な変更を施す場合には，パーシャルバリデーションを実施する。パーシャルバリデーションで評価する項目は，分析法の変更の程度とその性質に応じて設定する。

解説 パーシャルバリデーションにおける評価項目は，分析法の変更の程度とその性質に応じてさまざまなケースが考えられる[29]。例えば，分析単位内の真度および精度を評価するケースから，フルバリデーションに近い項目を評価するケースまで広範囲に及ぶ。したがって，実施する試験ごとに分析法の変更の程度とその性質に応じて評価項目を規定し，試験計画書に記載すべきである。なお，分析法の一部が変更されても，標準溶液の安定性など共通で使用される標準物質の情報は参照することができる。

パーシャルバリデーションを実施する事例および評価項目ならびに判断基準については，あらかじめSOPなどで定めておくことが望ましい。

パーシャルバリデーションを実施する典型的な事例として，分析法の他施設への移管，分析機器の変更，定量範囲の変更，分析に使用する試料量の変更，抗凝固剤の変更，前処理法や分析条件の変更，試料の保存条件の変更，併用薬の分析に与える影響の確認又は希少なマトリックスの使用等が挙げられる。
　パーシャルバリデーションにおける判断基準には，原則としてフルバリデーションと同様の判断基準を設定する。

解説　パーシャルバリデーションを実施する典型的な事例を以下に記載するが，この限りではない。

　他施設への分析法の移管については，海外のガイドライン[19),20)]においてもパーシャルバリデーションの項目に挙がっている。フルバリデーションと同じ試験項目から，安定性に関する試験項目を除いてパーシャルバリデーションとする場合が多い[26)]。

　分析機器の変更については，同一機種内の変更（例えばシリアル番号1から2に変更），分析機器の機種変更（例えばA社のMSからB社のMSに変更），分析機器の一部変更〔例えば検出器をUVからMSに変更，MSでのイオン化をElectrospray Ionization（ESI）からAtmospheric Pressure Chemical Ionization（APCI）に変更〕，ポンプ，オートサンプラーの変更，ソフトウェアの変更などが考えられる。同一機種内の変更については，感度や検量線の直線性などを確認する目的で，LLOQ，検量線，分析単位内の真度および精度を，パーシャルバリデーションの評価項目として実施することが望ましい。分析機器の機種変更については，パーシャルバリデーションにおいて，少なくとも選択性，LLOQ，検量線，分析単位内の真度および精度の評価項目を実施しておくことが望ましいが，安定性データについては新たに取得する必要はない。変更する分析機器の重要度によって，また変更したことにより変化すると考えられる事項によって，取得する評価項目を検討する。例えばオートサンプラーを変更した場合，変化すると考えられる事項としては，繰り返しの注入精度，注入量，キャリーオーバーなどが挙げられる。キャリーオーバーについては，パーシャルバリデーションにおいて実施しておくことが望ましい。分析機器のスペック〔Operational Qualification（OQ）やPerformance Qualification（PQ），定期点検などのデータ〕により妥当性を示せる場合には，評価項目を軽減することも可能である。なお，繰り返しの注入精度，注入量については，システムの再現性が確保されていればそれで保証できるため，パーシャルバリデーションにおいて必ずしも再現性を確認する必要はない。

　定量範囲の変更については，LLOQまたは検量線の最高濃度を変更する場合がある。定量範囲がより低濃度側に拡張される場合，フルバリデーションに近い内容が必要と考えられるが，希釈の妥当性は不要になると考えられる。標準溶液の安定性は，新たに低濃度の標準溶液を調製する場合もあるため必ずしも不要とは限らない。定量範囲がより高濃度側に拡張される場合，キャリーオーバーを評価項目として実施することが望ましい。ま

た，検量線の最適な重み付けの検討も必要である．定量範囲を狭めた場合には，QC試料の濃度を見直し真度および精度を評価する．

分析に使用する試料量の変更（例えば小児対象試験など）については，試料量の増減にかかわらず，定量値への影響を勘考したうえでパーシャルバリデーションで実施する評価項目を検討する．

抗凝固剤の変更は，マトリックスの変更の一つである．抗凝固剤の種類を変更〔例えばHeparinからEthylenediaminetetraacetic Acid（EDTA）への変更〕する場合，これらは異なるマトリックスとみなされるため，マトリックス中の安定性（標準溶液の安定性を除く）を含むフルバリデーションを実施する．実試料分析の試験において，試料採取時に異なった抗凝固剤を使用した場合には，パーシャルバリデーションを実施することが望ましい．同じ抗凝固剤で塩あるいはカウンターイオンのみの変更（例えばNa HeparinからLi Heparin，Na_2 EDTAからK_2 EDTA，K_2 EDTAからK_3 EDTAへの変更）の場合，これらは同じマトリックスとみなされるためパーシャルバリデーションは不要である[25),30),31)]．抗凝固剤が分析対象物質の安定化に寄与しているのであれば，抗凝固剤の濃度が減少した場合，パーシャルバリデーションを実施しマトリックス中の安定性を評価することが必要となる場合もある[18)]．

その他マトリックスの変更としては，同一動物種でのマトリックスの変更（例えばヒト血漿からヒト尿），同種マトリックスの動物変更（例えばラット血漿からイヌ血漿），マトリックスに加える添加剤（例えば酵素阻害剤）の種類の変更が挙げられるが，いずれも基本的にフルバリデーションを実施する．ただし，標準溶液の安定性などは他試験の情報を参照できる．動物の系統や人種の変更については，試験の目的，マトリックスの違いの程度および分析法に与える影響を考慮し，分析法への影響が考えられる場合には，パーシャルバリデーションを実施することが望ましい．評価する項目を軽減することも可能である．特に臨床試験の場合，人種，性差，年齢などさまざまな要素があるため，パーシャルバリデーションとしてすべてを評価する必要はない．例えば，高齢者を対象とする試験や，腎機能あるいは肝機能が低下した被験者を対象とする試験では，生体試料の構成要素が大きく変動していることがあるため，分析法の影響を評価することが望ましい．ただし，事前に確認するためのマトリックスが入手できないことも多いため，実試料分析において，ISのレスポンスの変動やISRなどにより影響を評価する手法も有効である．動物のブリーダーの変更については，パーシャルバリデーションを必ずしも実施する必要はない．

前処理法の変更については，処理の原理自体の変更（例えば除蛋白法から液液抽出法あるいは固相抽出法に変更）から前処理過程でのマイナーな変更（例えば溶出量あるいは最終溶解液量の変更）まで多岐に及ぶ．処理の原理自体の変更の場合，生体試料中の安定性を除いた評価項目をパーシャルバリデーションで実施すべきである．マイナーな変更については，パーシャルバリデーションの実施の是非を検討し，必要と判断した場合に実施する．例えば最終溶解液量を減少させた場合，検出器の飽和，イオン化の抑制あるいは促進

が生じる可能性も考えられるため，少なくとも検量線，真度および精度，マトリックス効果については確認しておくことが望ましい。

　分析条件の変更については，HPLCカラムの変更，LC-MSへの注入量の変更，HPLCでの溶出方法の変更，移動相の変更などが考えられる。HPLCでの溶出方法の変更については，グラジエントからアイソクラティックに変更，移動相の変更については，有機溶媒の種類の変更（例えばアセトニトリルからメタノールに変更），pHの変更（例えば酢酸アンモニウム緩衝液からトリフルオロ酢酸に変更），あるいは移動相の組成比の変更が挙げられる。LC-MSへの注入量が増加する場合，キャリーオーバーについて評価することが望ましい。いずれも，どの程度までパーシャルバリデーションを実施するかを判断し，実施すべきである。

　試料の保存条件の変更については，保存容器の材質の変更などが挙げられるが，その場合は容器への分析対象物質の吸着の程度に差異が生じることが懸念されるため，マトリックス中の安定性を含めてパーシャルバリデーションの評価項目を検討する。

　併用薬の分析に与える影響の確認については，DDI試験のように，PKデータがエンドポイントとなる試験において併用薬の影響を評価する必要がある。バリデーション試験で選択性を評価していない場合は，パーシャルバリデーションにて選択性を評価する。ただし，物理的性質の違いにより分析への影響がないことを科学的に示せる場合はこの限りではない。

　併用薬以外にも，代謝物が分析対象物質の安定性に影響する可能性が考えられる場合は，これら共存下での安定性を評価することが望ましい。必要であれば，代謝物，代謝物の逆変換（保存している間に，あるいは前処理により分解して分析対象物質に変換する代謝物），分解物の影響を検討し，パーシャルバリデーションを実施する。

　希少なマトリックスを使用する場合は，代替マトリックスでフルバリデーションを実施する。選択性，LLOQ，分析単位内の真度および精度については希少なマトリックスで実施する。その際，n数の低減も考慮する。安定性の確認は，極力希少なマトリックスを用いて実施することが望ましい。

　その他，分析者の変更については，バイオアナリシスの場合，同一施設で一定の管理下に置かれた特定の装置を用い分析手順の一貫性を確保していること，実試料分析のときに検量線およびQC試料といった厳しい管理基準が設定されていることから，パーシャルバリデーションとして再現性を確認する必要はない。

　ISの変更については，分析対象物質の類縁物質から別の類縁物質に変更，あるいは類縁物質から安定同位体標識体に変更する場合が挙げられる。いずれも，パーシャルバリデーションにおいて選択性，検量線，分析単位内の真度および精度およびマトリックス効果を確認することが望ましい。

　パーシャルバリデーションを実施する例および評価項目については，**表Ⅱ-1**を参照されたい。

4. 分析法バリデーション

表 II-1　パーシャルバリデーションで評価する項目

変更点	選択性	LLOQ	検量線	分析単位内の真度・精度	分析単位間の真度・精度	マトリックス効果	キャリーオーバー	希釈の妥当性	前処理後試料中安定性	マトリックス中安定性
分析法の他施設への移管	○	○	○	○	○	○	○	○	○	△
分析機器の変更　同一機種内の変更（例：シリアル番号1→2）		○	○	○						
分析機器の変更　機種の変更（例：A社のMS→B社のMS）	○	○	○	○	△	○	○			
分析機器の変更　検出器の変更（例：UV→MS）	○	○	○	○		○				
分析機器の変更　その他，分析機器の一部変更（例：LCのポンプ，オートサンプラー）	○		○	○			○			
定量範囲の変更　LLOQをより低濃度側に変更	○	○	○	○	○	○	○		○	○
定量範囲の変更　検量線の最高濃度をより高濃度側に変更			○	○	○			○	○	○
定量範囲の変更　定量範囲の幅を狭める			○							
分析に使用する試料量の変更	○	○	○	○	○	△			○	
抗凝固剤の種類の変更（例：Heparin→EDTA）	○	○	○	○	○	○			○	○
前処理法の変更（例：除蛋白法→液液抽出法あるいは固相抽出法）	○	○	○	○	○	○			○	
分析条件の変更	○	○	○	○		△	△			
試料の保存条件の変更		○	○	○						○
併用薬の分析に与える影響の確認	△	○	○	○						
希少なマトリックスの使用	○					○			○	○
ISの変更	○*		○	○		○				

○：実施が望ましい項目
△：必要に応じて実施を検討する項目
＊：ISのみ

4.3. クロスバリデーション

　クロスバリデーションは，主に同一の試験内で複数の分析施設で分析する場合，又は異なる試験間で使用された分析法を比較する場合に実施される。クロスバリデーションによる比較は，それぞれのフルバリデーション又はパーシャルバリデーションを実施した上で

実施する。

> **解説** クロスバリデーションは，分析法間の関係を明らかにする必要性がある場合に実施する。国際共同治験のように，同一の試験内において複数の分析施設で分析を行う場合や，異なる試験間で測定原理の異なる分析法（例えばLC-MS/MS法とELISA法）を比較する場合などにクロスバリデーションによる分析法の比較が想定される。なお，軽微な変更を施した同一の測定原理の分析法を用いる場合には，通常パーシャルバリデーションで分析法変更の妥当性を確認しているため，クロスバリデーションを実施しないことが多い。

分析対象物質を添加した同一のQC試料又は実試料を分析し，QC試料の各濃度の平均真度を評価又は実試料の濃度の乖離度を評価する。同一の試験内で複数の分析施設を用いる際のクロスバリデーションにおいては，室内及び室間再現精度を考慮し，低濃度，中濃度及び高濃度各濃度で少なくとも3回の繰り返し分析によるQC試料の平均真度は，原則として理論値の±20％以内でなければならない。実試料を使用する場合では，少なくとも3分の2の試料の乖離度が±20％以内でなければならない。

原理等が異なる分析法を用いる際のクロスバリデーションにおいては，分析法の性質を考慮した上で，科学的な判断に基づき，個別にその実施方法及び許容できる平均真度又は乖離度による基準を設定して評価する。

> **解説** 2つの分析施設におけるQC試料を用いたクロスバリデーションの実施例を挙げる[32]。それぞれの分析施設でフルバリデーションまたは分析法の移管に伴うパーシャルバリデーションが完了していることが前提となる。まず1つの分析施設（調製施設）において，それぞれの分析法の定量範囲を考慮したうえで少なくとも3濃度のQC試料を2セット調製する。再分析の可能性を考慮して，十分な量のQC試料を調製する。調製施設において，1セットのQC試料について少なくとも3回の繰り返し分析を行う。QC試料が適切に調製されていることを確認した後に，別のセットのQC試料を，クロスバリデーションを実施する別の分析施設（受取施設）に送付する。海外への試料の送付のように送付期間が長くなると考えられる場合には，送付時のQC試料の保存状態を追跡するために，温度プローブまたは送付用QC試料を同封することを考慮する。受取施設においてQC試料を受領後，受領したQC試料について少なくとも3回の繰り返し分析を行う。この時，受取施設で調製したQC試料を同時に測定し，受取施設の分析法の妥当性を確認する。分析法の妥当性の確認方法および判断基準は，実試料分析に準じる。このようにして2つの分析施設から得られた定量値を比較する。クロスバリデーションの客観性を高めるために，QC試料の濃度を受取施設には明らかにしないことが望ましい。本ガイドラインでは，QC試料を用いるクロスバリデーション判断基準として，平均真度が理論値の±20％以内であることとされている。これは，単一の分析施設で実施されるフルバリ

デーションで求められる分析法の平均真度が理論値の±15％であることに加えて，複数施設間のクロスバリデーションにおいては，評価するQC試料の調製誤差のような室内および室間再現精度の要素を考慮したものであると考えられる。

　クロスバリデーションに実試料を用いることも可能であり，その場合には複数の分析施設で実試料を分析して比較する。判断基準はISRと同様に，少なくとも3分の2の試料の乖離度が±20％以内であることとされている。なお，同一試験から得られる実試料を複数の施設で分析する場合には，分析法バリデーションとは別に実試料や標準物質の取扱いを当該分析実施に関する計画書または手順書で規定するなど，実試料分析においても施設間差を最小限にする配慮が必要である。

　このほかにも，クロスバリデーションの実施例およびクロスバリデーションが基準を満たさない要因などについて詳細なレビューも報告されている[33),34)]。

　測定原理の異なる分析法を比較するためのクロスバリデーションの場合には，それぞれの分析法の性質を考慮したうえで，科学的な判断に基づき，個別にその実施方法および許容できる平均真度または乖離度による基準を設定して評価することが必要となる。

5. 実試料分析

　実試料とは，トキシコキネティクス試験又は臨床試験等から得られる試料のうち，生体試料中薬物濃度分析に供する試料のことである。実試料分析には，分析法バリデーションによって確立された分析法を用いる。実試料分析では，分析法バリデーションで安定性が確認された条件下で実試料を取り扱い，安定性が確認された期間内に検量線（ブランク試料，ゼロ試料及び6濃度以上の検量線用標準試料）及びQC試料と共に実試料を分析する。

解説　実試料分析は，バリデーションにおいて妥当性および安定性が保証された範囲内で実施される必要がある。すなわち，バリデーションにおいて再現性の保証された定量範囲，妥当性の保証された希釈内容，安定性の確認された凍結融解回数，前処理操作などにおける実試料の短期保存条件，前処理後の注入試料の保存条件，前処理までの実試料の長期保存条件および必要に応じて標準溶液の保存条件が満たされた状態で実試料分析を実施する必要がある。また，前処理法から測定条件に至るまでの分析条件についても，バリデーションにおいて設定された条件を用いて実試料分析を行う必要がある。そのため，実試料分析においてバリデーションにて保証された分析条件および安定性条件を含むすべての分析法について変更の必要性が生じた場合は，パーシャルバリデーションの実施などによって追加で担保する必要がある。

　バリデーションの実施は，原則として実試料分析実施前に完了しておく必要があり，実試料分析の試験計画書に実試料分析を取り扱うことが困難とならないような短期安定性条件（実試料の凍結融解回数，前処理操作などにおける実試料の短期保存条件，前処理後の注入試料の保存条件，前処理までの実試料の保存条件）を含む分析法に関する情報を記載できる状態であることが求められる。一例として，バリデーションの最終報告書が完了しているか草稿の状態，もしくは長期保存安定性を除くバリデーションの中間報告書の作成で代用するなどが挙げられるが，いずれにしても実試料を扱ううえでの最低限の安定性の情報を参照できる状態にしておくことが必要と考えられる。

　実試料分析での分析法の妥当性は，分析単位ごとに検量線，QC試料で評価する。更に薬物動態を主要な評価項目とする試験では，異なるマトリックスごとに代表的な試験を選択してISR（incurred sample reanalysis：定量値の再現性確認のため，異なる日に別の

分析単位で投与後試料を再分析すること）を実施し，分析法の再現性を確認する。
　なお，キャリーオーバーが懸念される実試料分析では，妥当性の評価項目にキャリーオーバーを加える。

> **解説**　実試料分析は，検量線，QC試料および実試料を基本に構成される。実試料分析の分析法の妥当性は，検量線およびQC試料における品質管理結果をベースに担保され，必要に応じてキャリーオーバーを追加することにより（パブリックコメント回答90，91参考）[17]，分析単位ごとに評価される。
> 　測定する試料の順序は，例えば検量線，QC試料（低濃度，中濃度および高濃度試料各1本），実試料，QC試料（低濃度，中濃度および高濃度試料各1本）で実施される。各濃度あたりのQC試料が3本以上となる場合は，QC試料前後の実試料本数が均等となるようにQC試料を配置するのが一般的である。キャリーオーバーの確認は，高濃度試料の次にブランク試料を注入して確認する。ほかに，検量線試料を2本作成し分析に用いる事例があるが，その場合も実試料の分析前後にQC試料を測定することで分析単位を担保する。
> 　実施される試験に応じて，実試料分析の実施に配慮する必要がある。例えば，PKが主要なエンドポイントとなる試験においては，各実試料から得られる定量値の誤差が最小限となるように測定順序などを考慮することが望ましい。また，BE試験のような試験においては，同一個体から得られた実試料を同日に分析するなどの工夫も必要である。分析単位内の実試料の測定順序は，採取時間と同様の順番で測定するのが一般的である。
> 　なお，ISRは定量値の再現性確認のため異なる日に別の分析単位で投与後試料の再分析として実施されるが，その際も他の実試料分析と同様の手順で行う。ISRの実施内容の詳細については，「第Ⅱ章5.3. ISR」の項および「第Ⅲ章3. ISRの実施にかかわる留意点」などを参照されたい。

5.1. 検量線

　検量線は，実試料中の分析対象物質の濃度を算出するために用いられる。実試料分析に用いる検量線は，分析法バリデーションで確立した方法によって，分析単位ごとに作成される必要がある。

> **解説**　検量線用標準試料と実試料は，同時に前処理し連続測定を行う。実試料と検量線用標準試料の前処理日および分析単位が異なってはならない。また，IS溶液や試薬のロット，前処理作業者などは，検量線用標準試料と実試料でそろえることが望ましい。検量線用標準試料の調製方法や濃度ポイントはバリデーション試験と同じとする。

検量線の回帰式及び重み付け条件には，分析法バリデーションのときと同様のモデルを用いる。

解説 回帰モデルや重み付けはバリデーション試験と同じとする。結果に応じて変更するものではない。

　回帰式から求められた検量線用標準試料の各濃度の真度は，定量下限においては理論値の±20％以内，定量下限以外においては理論値の±15％以内でなければならない。検量線用標準試料の75％以上かつ少なくとも6濃度の検量線用標準試料が上記基準を満たさなければならない。

解説 真度が基準を外れた試料の扱いに関しては，回帰式の算出に含めるか，または除外するかをSOPまたは試験計画書などに定めておくべきである。

　実試料分析において，検量線用標準試料の定量下限又は検量線の最高濃度が基準を満たさなかった場合には，これらの次の濃度の検量線用標準試料を定量下限又は検量線の最高濃度としてもよい。その場合，変更された検量線の濃度範囲は，少なくとも3濃度（低濃度，中濃度及び高濃度）のQC試料を含まなければならない。

解説 実試料分析では，バリデーション時とは異なり検量線のLLOQおよびULOQを棄却し検量線範囲を変更することができる。

　検量線範囲を変更した場合も含め，実試料濃度が検量線範囲の最高濃度を超えた場合，その実試料については再分析を実施する。

　実試料がLLOQ未満の濃度を示した場合は，結果はLLOQ濃度未満として採用される。一方，検量線用標準試料のLLOQ濃度が基準を外れたことによって，LLOQが高濃度に変更された分析単位において，変更後のLLOQ濃度未満を示した実試料の再分析の必要性については，あらかじめ試験計画書などに定めておくべきである。

5.2. QC試料

　QC試料は，検量線や実試料の分析に用いられた分析法の妥当性を評価するために分析される。検量線の濃度範囲内で，少なくとも3濃度（低濃度，中濃度及び高濃度）のQC試料を分析単位ごとに分析する。通常，低濃度は定量下限の3倍以内，中濃度は検量線の中間付近，高濃度は検量線の最高濃度の75％以上と設定される。

5. 実試料分析

解説 実試料分析において，分析単位ごとに検量線や実試料の分析に用いられた分析法の妥当性を評価することが必要である。分析単位の妥当性評価において，実試料を用いることは困難であることから，分析法バリデーションと同様に代替としてQC試料を用いて評価する。実試料分析時のQC試料分析は，分析法バリデーションで確認した「真度及び精度」項目を，実試料分析で分析単位ごとに確認するような意味合いがある。実試料の分析に用いられた分析法の妥当性を評価するという目的のため，QC試料は実試料と同様の条件で同時に前処理および分析し評価する。

QC試料は，検量線の濃度範囲内で少なくとも3濃度（低濃度，中濃度および高濃度）を分析単位ごとに分析する。通常，低濃度はLLOQの3倍以内，中濃度は検量線の中間付近，高濃度は検量線の最高濃度の75％以上と設定される。実試料分析におけるQC試料の濃度はバリデーションで設定した濃度と同様の濃度を設定するが，実試料の濃度の偏りなどの理由でQC試料濃度を追加する場合がある。詳しくは「第Ⅱ章6.1. 定量範囲」の項で説明する。

分析するQC試料の数としては，各濃度あたり2試料又は分析単位内の実試料数の5％以上のいずれか多い方とする。QC試料は，少なくとも実試料の前後で測定される必要がある。QC試料の真度は理論値の±15％以内であるものとし，全QC試料の3分の2以上かつ各濃度の2分の1以上のQC試料が上記基準を満たさなければならない。

解説 QC試料の数は，各濃度あたり2試料または分析単位内の実試料数の5％以上のいずれか多いほうとされ，例えばQC試料が3濃度の場合，実試料数が120までは各濃度2試料の全6試料，120を超えて180までは各濃度3試料の全9試料のQC試料を測定する。また，QC試料は実試料の分析の妥当性を評価するものであることから，少なくとも一つのQC試料が実試料の前後に挟み込む形で測定される必要がある。

また，QC試料の真度は理論値の±15％以内とし，全QC試料の3分の2以上かつ各濃度の2分の1以上のQC試料が上記基準を満たさなければならないと記載されている。統計的にはQC試料の濃度のばらつきが理論値を中心に正規分布すると仮定すると，精度が15％であるときに約3分の2のQC試料の真度が理論値の±15％以内の値となる。

上記基準を満たしていても，分析に問題が発生していると考えられる場合もあるので注意が必要である。例えばQC試料を3濃度3セット測定する際に，実試料測定前，実試料測定中間，実試料測定後に各1セット配置すると，上記基準を満たしていても実試料測定後のQC試料すべてが判定基準を満たさない場合には，分析単位の後半において正しく分析できていないことが懸念される。

また実試料分析では，代謝物によるマトリックス効果および妨害，分析対象物質への代謝物の変換，マトリックス効果の個体差，食事の影響，その他，被験者の生体現象のばらつきの影響などの要因によりQC試料だけでは，十分に分析法の妥当性を評価できない場

合があるため注意が必要である。

5.3. ISR

　生体試料中薬物濃度分析においては，分析法バリデーションや実試料分析に用いられる検量線用標準試料及びQC試料による分析法の妥当性確認を実施しても，実試料を用いた分析結果に再現性がない事例が少なくない。実試料の不均一，コンタミネーションのような操作誤りに基づくものから実試料に特有の生体由来成分や未知代謝物の影響に至るまで，その原因には様々なものが想定される。ISRとは，定量値の再現性確認のため，異なる日に別の分析単位で投与後試料を再分析することであり，ISRを実施して，再現性を確認しておくことが分析値の信頼性を高めるものとなる。また，ISRで再現性が確認できない分析法がある場合に，その原因を調査し，改善策を講じる契機となる。

　通常，ISRは薬物動態を主要なエンドポイントする試験で異なるマトリックスごとに代表的な試験を選択して実施される。例えば，非臨床試験ではトキシコキネティクス試験の異なる動物種ごとに，臨床試験においては，健康被験者，腎機能又は肝機能低下のある被験者を対象とするそれぞれの薬物動態試験のうち代表的な試験，並びに生物学的同等性試験で実施される。なお，非臨床試験のISRを実施する実試料には，採取条件が同等である非臨床試験の予備試験等から得られる実試料を活用することもある。

　ISRを実施する試料は，できるだけ多くの個体から通常最高血中濃度及び消失相付近の試料を含むよう選択し，安定性が保証された期間内にISRを実施する。ISRを実施する実試料数は，1000を超えない実試料数に対してその約10％，1000を超えた実試料数では，それに1000の超過数に対して約5％に相当する試料数を加えた数を目安とする。

　ISRの評価には，乖離度を用いる。乖離度は，ISRにより得られた定量値と初回の定量値の差を両者の平均値で除した値に100を乗じることで算出される。ISRを実施した試料のうち，少なくとも3分の2以上の試料において，乖離度が±20％以内でなければならない。ISRの結果が上記基準を満たさなかった分析法では，その原因を調査し，実試料分析への影響を考察して必要に応じた対応を取らなければならない。

　なお，ISRは，乖離度のばらつきを評価するために実施しているものであり，個別の実試料においてISRの結果が±20％を超えても，その初回の定量値を，再分析値へ置き換える又は棄却してはならない。

解説　ISRの目的は，実試料における定量値の再現性を確認することである。ISR実施の背景には，FDAによる調査結果が大きく影響している。BE試験のデータを調査したところ，バリデートされた同一の分析方法が用いられたにもかかわらず，再分析値が初回分析値と著しく異なることが散見されたことにより，実試料における定量値の再現性評価，すなわちISRが提起された。2006年5月に第3回AAPS/FDA Bioanalytical

WorkshopにおいてISRが議論され，その内容はWhite Paper[23]として報告されている。ISRは世界中の分析者に大きなインパクトを与え，以後その実施基準などについて，北米のみならず欧州でも活発に議論された[35]-[37]。日本においては，2008年の第56回質量分析総合討論会でその内容が報告され[38]，海外同様に議論が行われてきた。その結果として日本で作成されたガイドラインの内容は，現在多くの国で広く用いられている基準と同じとなっている。

バリデーション試験では，検量線用標準試料やQC試料を分析対象物質が投与されていない個体から得られたマトリックスを用いて調製する。一方，実試料は分析対象物質が投与された個体から得られたものであり，代謝物の存在や疾病によるマトリックスの性状変化，蛋白結合率の違い，マトリックス効果の差異，代謝物から未変化体（分析対象物質）への逆変換，試料の不均質性，または併用薬の影響などが考えられるため，バリデーション試験時の試料は実試料の状態を完全には反映しない。したがって，バリデーション試験により分析法の妥当性が確認されていても，実試料を用いた分析法の評価が必要になる。

また，測定バッチの中で，実試料数と比較して少数の検量線用標準試料およびQC試料だけでは検出できない操作ミスの検出も挙げられる。尿中で容器への吸着が認められる分析対象物質に対して界面活性剤を使用していた試験において，界面活性剤を添加した尿試料の撹拌不足により分析対象物質の回収率が低くなり，ISRの結果が基準外となった報告もある[39]。

本ガイドラインの本文に加え，Q&A 7〜12も合わせて参考にされたい。なお，ISR実施方法や留意点については，「第Ⅲ章3. ISRの実施にかかわる留意点」にて論じる。

5.4. キャリーオーバー

キャリーオーバーが実試料中の分析対象物質の定量分析に影響を及ぼすと懸念される場合には，実試料分析中に4.1.6と同様の手法を用いてキャリーオーバーを評価し，定量値への影響について考察する。

解説 バリデーションにおいて確立された分析法に従ってキャリーオーバーの影響がないことを，実試料分析においても確認しておく必要がある。評価方法は，「第Ⅱ章4.1.6 キャリーオーバー」の項に記載のとおりである。

キャリーオーバーの程度は，分析機器の状態や測定試料数などによって変動する可能性があるため，バリデーションにおいてキャリーオーバーがないことが確認されていたとしても，測定試料数が多い場合や高濃度の実試料が多い場合など，実試料分析においてキャリーオーバーの影響が懸念される場合はその評価が必要となる（Q&A 13）[12]。特に，分析法の開発やバリデーションにおいてキャリーオーバーの回避が困難であった分析法については，実試料分析においても適宜キャリーオーバーを評価することが望ましい。ただ

し，特に懸念のない場合は実試料分析において分析単位ごとにキャリーオーバーを評価する必要はない。

　実試料分析において，キャリーオーバーの影響が懸念される場合は，その程度を検討し，定量値への影響について考察するとともに，その対策を検討する。対策として，高濃度試料の後にブランク試料を複数本注入することでキャリーオーバーの影響を回避することで分析単位を担保する方法も考えられる。ただし，この場合，測定開始前には実試料濃度が明らかではないため，測定終了後にキャリーオーバーの影響がないかを確認しておく必要がある。高濃度試料の次注入試料におけるキャリーオーバーの程度をあらかじめ把握しておくことで，キャリーオーバーの次注入以降への影響を想定することができる。ただし，キャリーオーバーの影響が一定でなくランダムに発生する場合や連続注入することによる蓄積性が認められる場合は，このような想定をすることは困難と考えられる。そのため，キャリーオーバーを避けることができないと考えられる場合，実試料をランダム化してはならない[20]。なお，このような対策は簡易的な回避方法であり抜本的対策にはならないことを心得ておく必要がある。その他の対策として，高濃度試料を後に測定するなど，キャリーオーバーの影響が少ないと考えられる測定の順序を考慮するなどが考えられる。

　また，バリデーション実施時にはキャリーオーバーが認められなかったにもかかわらず，実試料分析でキャリーオーバーが認められた場合には，LCのラインを洗浄するなど分析機器の状態をバリデーション時に戻すことでキャリーオーバーが改善できるかどうかを検討すべきである。ほかにも，LCやGCといったインレット部の洗浄方法（洗浄液，洗浄回数など）を変更するか，検量線範囲を狭くする（LLOQの濃度を高くするか，最高濃度を低くする）など，キャリーオーバーの影響を回避する方法も考えられるが，これらはいずれも分析法変更の手続きとしてパーシャルバリデーションが必要になる可能性があることを付け加えておきたい。

6. 注意事項

6.1. 定量範囲

　実試料分析によって得られる定量値が，検量線の定量範囲の中で狭い範囲を推移する場合には，それに応じてQC試料濃度の再設定を行うことが望ましい。

解説　実試料分析においては3濃度以上のQCサンプルの測定により，分析法の妥当性が評価され，その数は「各濃度あたり2試料又は分析単位内の実試料数の5％以上のいずれか多い方」と定められている。

　実試料分析の測定値が非常に狭い範囲のみで推移する場合，特定の濃度のQC試料しか測定値の妥当性評価に寄与できておらず，「3濃度以上，規定本数以上のQC試料で分析法の妥当性を評価する」というガイドラインの趣旨に合わないことになる。例えば，低濃度のQC試料付近のみで試料濃度が推移する場合は中・高濃度側のQC試料が測定値の妥当性評価に寄与していない。このようなケースでは，実試料分析の濃度域を2濃度のQC試料でカバーできるように，QC試料濃度を再設定することを考慮する。

　QC濃度を変更する場合でも，「低濃度はLLOQの3倍以内，中濃度は検量線の中間付近，高濃度は検量線の最高濃度の75％以上」という濃度設定のルールは守る必要があるため，実試料濃度域に合わせてQC試料を1濃度追加するのが現実的な対応となる。

　検量線の定量範囲を変更する場合には，パーシャルバリデーションを実施する。

解説　実試料濃度域に合わせてQC試料の濃度を再設定する際に，検量線の定量範囲も同時に変更するという方法もある。このような場合は，パーシャルバリデーションを実施し分析法の妥当性を評価する（「第Ⅱ章4.2. パーシャルバリデーション」参照）。定量範囲を狭くする場合でも，パーシャルバリデーションは必要である。

　ただし，検量線の定量範囲又はQC試料の濃度又は数を変更する前に分析した実試料を，これらの変更後に再分析する必要はない。

解説 以前に実施された試験での薬物濃度分析の結果などから実試料の濃度範囲が予想できる場合は，一連の測定を行う前に検量線の定量範囲やQC試料の濃度を変更することが望ましい。

ただし，実試料の濃度域が予想できない試験においては，QC試料濃度の再設定を事前に考慮することは困難である。このようなケースでは，実試料分析の途中で濃度域が狭い範囲で推移することが判明した時点で検量線の範囲やQC試料の濃度などを変更することで差し支えない。この場合でも，すでに分析した実試料を再分析する必要はない。

6.2. 再分析

サンプルの分析を実施する前に，あらかじめ再分析を実施する場合の理由，再分析の手順及び再分析を行った場合の定量値の取扱いに関する事項を計画書又は手順書に設定する。

解説 再分析「Reanalysis」とは，試料の前処理から測定までの一連の操作を再度行うことである。紛らわしい用語に「再測定（前処理後試料を再度分析機器に注入すること，再注入とも呼ばれる）」や「再解析」などがあるが，本ガイドラインでは，これらの定義は行わない。

再分析実施の理由，その手順およびその際の定量値の取扱いに関する事項は，分析前にあらかじめ計画書または手順書に設定される必要がある。

再分析を実施する際の例として，検量線又はQC試料が分析法の妥当性の基準を満たさなかった場合，定量値が検量線の最高濃度以上であった場合，投与前試料又は実薬非投与群の試料中に分析対象物質が認められた場合，前処理操作又は分析機器の不具合，クロマトグラムの異常等が発生した場合に実施される他，異常値の原因追求等が挙げられる。

薬物動態学的な理由による再分析については，可能な限り実施しないことが望ましい。

解説 再分析実施の例として，本ガイドラインには以下の記述がある。

1. 検量線またはQC試料が分析法の妥当性の基準を満たさなかった場合
2. 定量値が検量線の最高濃度以上であった場合
3. 投与前試料または実薬非投与群の試料中に分析対象物質が認められた場合
4. 前処理操作または分析機器の不具合
5. クロマトグラムの異常などが発生した場合
6. 異常値の原因追求
7. 薬物動態学的な理由（可能な限り実施しないことが望ましい）

このうち,「2. 定量値が検量線の最高濃度以上であった場合」には,検量線用標準試料の最高濃度の真度が本ガイドラインに定める基準を満たさなかった場合に,その次の濃度を検量線の最高濃度としたことで検量線の濃度範囲が狭くなり定量値が検量線の最高濃度以上となった場合が含まれる。

上記1,2,4,5の分析上の理由により初回測定値が得られない場合については,通常,n＝1で再分析を行い再分析時の定量値を採用する。なお,1において複数の分析対象物質を同時に測定する分析法では,特定の分析対象物質の検量線あるいはQC試料が判断基準を満たさなかった場合,その分析対象物質の測定結果はすべて棄却するが,基準を満たした分析対象物質についての測定結果はすべて採用する。

3の場合は,例えばn＝2で再分析を行い,再分析時の定量値間の再現性の有無,初回測定値と再測定値との差などから採用する定量値を判定する。この場合,可能であれば,再分析に使用する試料は初回測定に使用した試料と別容器に保存されたものを使用するとより良い検証が行える。

「6. 異常値の原因追求」で異常値の原因が判明した場合には,原因解決後の再分析時の定量値の採用が望ましい。

「7. 薬物動態学的な理由」での再分析については,本ガイドラインのQ&A 14[12]に詳細に記載されている。PK的な理由など,取得した分析結果を理由とし上記1～6のいずれにも当てはまらない場合の再分析は,客観性を維持することが難しいため望ましくない。

特に生物学的同等性試験においては,薬物動態的に不自然という理由のみで再分析を実施して定量値を変更してはならない。

解説 BE試験では,PK的に不自然という理由のみで再分析を実施して定量値を変更してはならない旨が明記されている。これは,生体試料中の濃度が重要なエンドポイントとなる試験においては,原則,取得した分析結果を理由とした再分析は認められないとの考え方による。BE試験では,再分析の結果により判定結果が変わりうるため,定量値の変更は慎重に行うべきである。少例数のBE試験では,ISRで定義されている乖離度が±20％以内の定量値の差程度でも判定結果が覆る可能性があることに留意したい。ただし,定量値の入れ替えを想定しない,原因追求や検証を目的とした再分析は上記のすべての場合で認められている。

ただし,臨床試験において,患者の安全性に影響を及ぼす可能性がある予期しない結果又は異常な結果が確認された場合に,特定の試験サンプルを再分析することは制限されない。

解説 臨床試験において予期しない結果または異常な結果が確認された場合には,患者の安全性に影響を及ぼす可能性があるため,その測定結果の再現性を確認する目的で再分析することは制限されない。

いずれにせよ，再分析を実施した場合には，用いた試料の情報，再分析を実施した理由，初回の定量値が得られている場合には初回定量値，再分析によって得られた定量値並びに採用値及びその選択理由と選択方法を報告書に記載することが必要である。

解説　再分析実施時には，用いた試料の情報，再分析を実施した理由，初回の定量値が得られている場合には初回定量値，再分析によって得られた定量値ならびに採用値およびその選択理由と選択方法を報告書に記載する必要がある。これらは，再分析実施の妥当性を示すために必要であり，申請資料として提出すべき情報のため，SOPではなく報告書に記載すべきである。

6.3. クロマトグラムの波形処理

　クロマトグラムの波形処理及び再波形処理の手順は，あらかじめ計画書又は手順書等に設定しておく必要がある。

解説　クロマトグラムの波形処理は，科学的に妥当であり再現性がある方法であることが原則となる。分析担当者や試験責任者の作為がないことを示すためにも，手順などはあらかじめ計画書やSOPに設定しておく必要がある。
　クロマトグラムの波形処理では自動波形処理が優先される。定量範囲の全濃度域で適切な波形処理ができ，かつ明らかにノイズと判断できるようなピークは認識しないよう，適切な波形処理パラメーターを設定する。検量線・QC試料を含む，全試料を同一のパラメーターで処理することが原則となる。波形処理パラメーターは，分析法バリデーションのデータから設定する方法と分析単位ごとに一定の手順でパラメーターを最適化する方法（例えば，LLOQ付近の試料で波形処理パラメーターを設定し，それを全試料に適用するなど）がある。
　ピーク同士の分離が不十分であったりベースラインの変動が大きいなど，やむを得ない理由がある場合はマニュアルでの波形処理も認められる。そのような場合でもマニュアルでの波形処理の考え方をあらかじめ規定しておくべきである。使用した波形処理パラメーターは分析単位ごとにトレースできるようにしておく。打ち出し記録を生データにしている場合には特に注意が必要である。

　再波形処理を実施した場合には，再波形処理を実施した理由及び再波形処理を行う前後のクロマトグラムを保存しておく必要がある。

解説 再波形処理の定義は，生データの定義，電子データの取り扱い，サーバー・Laboratory Information Management System（LIMS）の有無などによってさまざまな考え方があるため，SOPなどであらかじめ定めておく必要がある。特に，生データを打ち出し記録（紙）としている場合には注意が必要である。

再波形処理を実施する際には，再波形処理をした理由を記録しておく。再波形処理前後のクロマトグラムの保存や波形処理パラメーターを記録しておくことは当然として，再波形処理の妥当性を示す資料（例えば，当該ピークの拡大図など）なども保存しておくことが望ましい。

波形処理に関するパラメーターやデータの記録については，EMAガイドライン[20]においてもSOPで記述すべきと述べられている。また，データ修正をする際の記録の残し方の原則については，引用文献40）の6.12項（Data Recording）に簡潔ながら明確な記載がある。誰が，いつ，どのような理由で修正したかについての記載が大切である。

6.4. システム適合性

生体試料中薬物濃度分析には，適切に維持及び管理された分析機器を用いるべきである。このため，機器の定期点検に加えて，生体試料中薬物濃度分析に用いる機器が適切に動作していることを，システム適合性の確認として測定前に確認することが望ましい。

解説 生体試料中薬物濃度分析に限らず，機器分析によって信頼性の高い測定値を得るためには，分析機器が適切に維持および管理されている必要がある。機器導入時のInstallation Qualification（IQ）/Operational Qualification（OQ），定期点検，および，使用記録の管理やパスワードによるアクセス制限などが該当する。

これに加えて，システム適合性の確認として，分析バッチの測定前に，濃度・成分が既知の試料を実際の測定条件で測定し，機器が適切に動作していることを検証することが望ましい。評価項目としては分析対象物質の感度，選択性，クロマトグラムの再現性などが考えられるが，装置や分析法の特性を理解したうえで適切な項目を設定する。例えば，LC-MSは装置の状態で感度が変動することが知られているため，LLOQ付近の標準溶液やQC試料を測定するなどの方法が考えられる。この際，バリデーション試験の結果から定めた基準で評価することは有用であろう。

ただし，生体試料中薬物濃度分析においては，システム適合性の確認とは別に，通常分析単位ごとに検量線及びQC試料の評価によって分析法の妥当性を確認するため，システム適合性の確認は必須ではない。

解説 日本薬局方では，品質試験で行われるシステム適合性試験を「医薬品の試験に使用するシステムが当該の試験を行うのに適切な性能で稼働していることを一連の品質試験ごとに確かめること」と定義し，クロマトグラフィーにおいては「システム適合性は，基本的に「システムの性能」および「システムの再現性」で評価される」と説明している。システムの性能では，選択性を担保するために実施され，分析対象物質およびISの分離度について確認する。システムの再現性では，標準溶液の繰り返し測定における分析値の再現精度（注入精度）について確認する。判断基準は分析法バリデーション結果などから設定される。

生体試料中の薬物濃度分析においては，装置ごとに分析法バリデーションを実施することに加えて，分析単位ごとに多点検量線やQCサンプルを測定することで分析法の妥当性を確認しながら測定を行っている。このため，日本薬局方に定められた厳格なシステム適合性試験を実施する必要はない。評価項目や評価頻度などについては各施設において，実態に合った実施方法を採用することで差し支えない。

システム適合性については，GBCやFDAなどでも議論が行われており[15),18)]，注目度が高くなっている評価項目といえる。本ガイドラインでは推奨事項であり，要求事項にはなっていないものの，ハーモナイゼーションの観点からは無視できない項目といえる。

測定前の装置状態の確認は，分析実務者としては当然実施すべき事項といえる。日常的に行っている評価方法の妥当性をあらためて検証し，具体的な手順や評価基準などを試験計画書やSOPで定めることでシステム適合性評価につなげることができる。

また，生体試料分析においてはサンプル量に限りがあるため，サンプルロスのリスクを軽減するためにもシステム適合性の評価は有用と考えられる。

6.5. 回収率

回収率とは，試料の前処理過程における分析対象物質の回収効率である。
回収率は，分析法の特性を明らかにするために評価することが望ましい。

解説 回収率とは，試料の前処理過程における分析対象物質の回収効率であり，分析法の再現性を確認するために有用なパラメーターである。信頼のおける生体試料中薬物濃度分析法を構築するにあたり，分析法の特性を把握することは時として実測定における分析系の維持やトラブルシューティング，分析法の改良に有益な情報となる。回収率は，バリデーションの要求項目ではないが，分析法の構築において把握しておくべき特性の一つと考えられる。

回収率は，分析対象物質を生体試料に添加して前処理したときのレスポンスと，ブラン

クの生体試料を前処理した後に分析対象物質を添加したときのレスポンスとを比較することによって算出される。回収率は，値そのものより再現性があることが重要である。

解説 回収率は，分析対象物質を生体試料に添加して前処理したときのレスポンスと，ブランクの生体試料を前処理した後に分析対象物質を添加したときのレスポンスとを比較することによって算出される。

回収率は以下の式で算出される。

$$回収率（\%）=\frac{分析対象物質を生体試料に添加して前処理したときのレスポンス}{ブランクの生体試料を前処理した後に分析対象物質を添加したときのレスポンス}\times100$$

回収率の値そのものより回収率に再現性があることが望ましいため，回収率の値には評価基準は設けられていない。同一試料の前処理を複数回繰り返したときに，その回収率の再現性が良好であることを確認する。また，回収率は複数濃度で評価することが推奨される。これは，回収効率が前処理過程の分析対象物質濃度によって変動する場合があるためである。回収率は100％である必要はないが，回収率が一定で，精度よく，再現性があることが重要である。しかしながら，一般的に回収率が低い分析法では再現性が悪いケースが多く，個体差や分析単位での差や外的因子の影響を受けやすくなる可能性がある。そのため，分析法開発の段階で回収率を十分検討することが堅牢な分析法構築に重要である。

回収率はしばしばマトリックス効果と混同されることがあるが，それぞれ評価する目的が異なることに注意すべきである。回収率を評価する目的は，前処理過程での分析対象物質の回収効率およびその変動を確認することであり，主にプールされたマトリックスを用いて評価される。マトリックス効果を評価する目的は，個別マトリックスの有無における分析対象物質のレスポンスの変動を確認することであり，最低6個体から得られた個別マトリックスを用いて評価される。ただし，個体別マトリックスに添加した回収率評価試料で回収率の再現性を評価することが有用な場合もある。例えば，回収率のばらつきが大きい場合，回収率が低い場合，さらには濃度によって回収率に差があるような場合に，個体差が回収率に与える影響を考察することができる。この回収率評価試料の調製操作は，マトリックス効果にて個体別マトリックスを用いて添加したQC試料と同調製方法であるため，個体別の回収率を確認する場合にはマトリックス効果の試料を兼用して評価することも合理的であると考えられる。マトリックス効果の詳細は「第Ⅱ章4.1.5. マトリックス効果」の項を参照いただきたい。

7. 報告書の作成と記録等の保存

十分な再現性及び信頼性を有することを保証するため，分析法バリデーション及び実試料分析によって得られた結果を，以下に示すバリデーション報告書及び実試料分析報告書として作成し，関連の記録や生データと併せて適切に保存する。

解説 本ガイドラインの適用対象となる分析法バリデーションおよび実試料分析は申請資料として報告することを前提として実施する試験である。このため，適切なタイミングで報告書を作成し，関連の記録や生データと併せて適切に保存する必要がある。

分析法バリデーションは原則として，実試料分析実施前に完了しておく必要がある。バリデーション報告書の最終化をもって実試料分析に入ることが望ましいが，バリデーション試験のデータを確定し，分析法の妥当性を確認していれば実試料測定を実施することも可能と考えられる。また，開発初期段階などでは長期保存安定性などの項目について，実試料測定を実施しながらデータを取得することもありうる。詳細については「第Ⅱ章 5. 実試料分析」を参照にされたい。

また，関連の記録や生データは，標準物質及びブランクマトリックスに関する授受，使用及び保存の記録，試料に関する授受，調製及び保存の記録，分析の実施記録，装置の校正記録及び設定値，逸脱の記録，通信の記録，並びに分析結果及びクロマトグラム等の生データは，棄却された分析単位において得られたデータも含めて全て保存する。

解説 申請資料となる報告書の内容は，生データおよび関連記録から再構築できるものでなければならない。生データおよび関連記録については，正確性，網羅性，保存性という生データの 3 要件を意識した管理方法を SOP で定めておく必要がある[41]。棄却された分析単位の記録についても生データの保管が必要である。また，通信記録としては，試験委託者と受託者間の電子メール（重要事項の伝達や報告など）なども含まれることに注意したい。

なお，分析法開発段階の試験記録については必ずしも保管しておく必要はないが，実試料測定時のトラブル対応や ISR の考察などに役立つ可能性もあるので，適切な管理を行っておくことが望ましい。詳細については，「第Ⅱ章 その他の検討項目および留意点 3 分析法開発段階での記録保管」を参照されたい。

バリデーション報告書
- バリデーションの要約
- 標準物質に関する情報
- ブランクマトリックスに関する情報
- 分析方法
- バリデーションの評価項目と判断基準
- バリデーションの結果及び考察
- 分析の棄却及びその理由
- 再分析に関する情報
- 計画書及び手順書からの逸脱事項並びに試験結果に対する影響
- 参照する別試験，手順書及び参考文献の情報
- 代表的なクロマトグラム

実試料分析報告書
- 実試料分析の要約
- 標準物質に関する情報
- ブランクマトリックスに関する情報
- 実試料の受領及び保存に関する情報
- 分析方法
- 分析の妥当性に関する評価項目と判断基準及びその結果
- 実試料分析の結果及び考察
- 分析の棄却及びその理由
- 再分析に関する情報
- 計画書及び手順書からの逸脱事項並びに試験結果に対する影響
- 参照する別試験，手順書及び参考文献の情報
- 必要に応じて代表的なクロマトグラム

解説 報告書に記載すべき事項がまとめられている。実際の試験内容に合わせて必要な情報を追加しても差し支えない。

　日本における薬事申請では，規制当局による生データの確認が行われる手順（適合性書面調査）が確立されていることもあり，分析法バリデーションや測定報告書に，一定の割合のクロマトグラムを添付することは要求されていない。ただし，分析法の概要を示す意味合いで，バリデーション報告書には選択性や検量線などの代表的なクロマトグラムを添付する。実試料分析報告書には必ずしもクロマトグラムを添付する必要はないが，実試料分析の概要を説明するのに有用な場合は，代表的なクロマトグラムを添付することも検討する。

「計画書及び手順書からの逸脱事項」については，科学的に重要な事項について記載することを優先する。科学的に重要でない軽微な事項（誤字脱字など）に対しての記載は最小限にとどめ，メリハリの付いた記述にすることが望ましい。

附録
段階的アプローチの利用

　臨床薬物動態試験で分析の対象とするヒトでの代謝物は，臨床試験の早期段階では必ずしも明らかにならないことが多く，標準物質としてバリデーションに供するために十分な量を準備するにはある程度の期間が必要なため，医薬品開発の効率化を考慮し，分析法バリデーションを段階的アプローチと呼ばれる方法を採用して進めることがある。

　段階的アプローチとは，分析法の妥当性の検証を限定的な内容とするものであり，開発の段階が進むにつれて，確認項目及びその内容をフルバリデーションに近づけていく手法である。医薬品の開発の初期から中期に段階的アプローチを利用することによって，開発の早期段階での評価を可能とし，医薬品開発の見通しを立てやすくすることにより，効率的な医薬品の研究開発につながるものと期待される。

解説　段階的アプローチは，2006年に開催されたAAPS/FDA Bioanalytical Workshop[23]において，特に代謝物の生体試料中濃度測定に対する適用が議論され広く知られるようになった。これは，FDAおよびICHから発出された代謝物の安全性評価に関するガイダンスおよびガイドライン[9],[42]におけるヒト主要代謝物の暴露量評価に関する要求に，より早期からより科学的に対応しようとするものと考えられる。代謝物の濃度分析法の妥当性検証に段階的アプローチが有用である理由として，非臨床試験の結果のみではヒト血中の主要な代謝物を定量的に推定することは困難であるため，すべての代謝物について事前に分析法バリデーションを実施しておくことが現実的ではないことが考えられる。また，ヒトの主要な代謝物が明らかになった後でも，代謝物の標準物質について分析法バリデーションに供するための十分な量を準備してその品質を保証するためには，通常長い期間が必要となる。これに対して，段階的アプローチによって少量の代謝物の標準物質を用いて限定的ながらも科学的に妥当と考えられる評価を行った分析法を用いることで，臨床試験およびTK試験における代謝物の生体試料中濃度をより早期に得ることが可能となり，その後の効率的な医薬品の研究開発が促進されるものと期待される。国内においても，2010年に開催された日本毒性学会学術年会において，医薬品の開発ステージに応じて徐々に分析法の堅牢性を高めていく段階的アプローチを代謝物の濃度分析法に適用することの必要性が議論されている[43]。このような状況の中，本ガイドラインは段階的アプローチを生体試料中の代謝物濃度分析法の妥当性検証に適用することが可能であることを示した初のガイドラインである。

本ガイドラインには，段階的アプローチの実施方法に関して具体的には示されていないものの，これまでに段階的アプローチの代謝物濃度分析法への適用[44)-47)]をはじめとして，規制下バイオアナリシスの全般における適用[48),49)]まで数多くの報告がなされている。また，現在も段階的アプローチで用いられる分析法を分類したうえで，分析法の種類ごとに妥当性の検証方法や医薬品開発のどの時期に適用が可能であるかなどについて，活発な議論が続けられている。その中で代謝物の暴露量の評価に代謝物自体の標準物質を必要としない分析法についても研究が進められており，マトリックス効果を補正したうえで動物種間のLC-MSのレスポンスを比較する方法ならびにUV法，NMR法または放射性同位体標識体を用いてLC-MSのレスポンスファクターを補正することで代謝物濃度を得る方法などが報告されている[50)-52)]。

　ただし，段階的アプローチを用いる場合においても，得られる濃度データの再現性および信頼性を高めるために，分析法の妥当性の検証には，科学的な判断に基づいてあらかじめ妥当な判断基準を設定することが望ましい。

解説　このように分析法バリデーションに柔軟な対応を取り入れることは，貴重な臨床検体からより早期により多くの情報を得ることにつながり有用であると考えられる。ただし，医薬品の研究開発の初期から中期に段階的アプローチを用いる場合においても，得られる濃度データが医薬品の有効性および安全性の評価に用いられることを念頭におき，濃度データの再現性および信頼性をいかに効率的・効果的に高めるかに留意するべきである。段階的アプローチは比較的新しい考え方であるため，引き続き産官学で広く議論を続けることが重要であることはいうまでもないが，その中でも段階的アプローチで用いる分析法の妥当性の検証手法に関して，規制下バイオアナリシスに携わる者の果たす役割は大きいと考えられる。

その他の検討項目および留意点

ここでは，本ガイドラインに記載されていない検討項目および留意点について述べる。

1 試験実施における信頼性の基準

TK試験における実試料分析は，GLP遵守が明確に求められている[1]。また，臨床試験における実試料分析についても，GLP基準に準じて行うことが望ましいとされている[3]。これは欧米においても同様の対応が要求されている。

一方，バリデーション試験については日本の規制当局からGLPの遵守もしくは準拠が求められたことはないため，本書の執筆時点では医薬品，医療機器等の品質，有効性及び安全性の確保等に関する法律（医薬品医療機器等法）施行規則第43条（いわゆる「信頼性基準」）に従って実施することが妥当であると考えられる[53,54]。この対応で米国申請も問題ないと考えられる[55]。一方で，EMAより発出されているBMVガイドラインは，非臨床GLP試験に使用する分析法については，バリデーション試験もGLPを遵守して実施すると定めている[20]。実際筆者らは，医薬品医療機器等法施行規則第43条に従ってバリデーション試験を行い欧州申請したところ，本件に関する照会事項を受領したが，適切な回答をすることにより，それ以上のことは要求されなかった。今後の欧州規制当局の動向に注意をする必要がある。

2 複数の分析対象物質の同時定量法における測定結果の採否

複数の分析対象物質を同時に測定する分析法では，ある分析単位で特定の分析対象物質の検量線あるいはQC試料が判断基準を満たさなかった場合，その分析対象物質の測定結果はすべて棄却し，再分析あるいは再注入を行う。一方，基準を満たした分析対象物質の測定結果はすべて採用する。FDAガイダンスにおいても複数化合物における測定結果の採否について同様に記述されている[19]。

3 分析法開発段階での記録保管

　分析法開発段階の記録保管については特に規定はなく，各施設の実態に合わせて管理することで差し支えない。

　一方で，本ガイドラインで要求事項になっていない項目については分析法開発段階で評価しておき，リスクが低いと判断できれば，分析法バリデーション試験としてあらためて評価する必要はないと考えられる。このような場合，分析法開発段階のデータであっても，生データなどを一定のルールで管理しておけば，申請資料の補助資料（例えば，参考資料や照会事項対応など）として活用することは可能である。

4 バリデーション試験におけるQC試料の扱い

　バイオアナリシスの実試料分析においては，濃度既知のQC試料を測定することで各分析単位の測定値の保証を行っている。

　分析法バリデーション試験においては，濃度既知の試料を測定していることおよび分析法の妥当性を検証している段階であることから，QC試料で各分析単位の測定値を保証することはガイドライン上明確には求められていない。

　ただし，長期安定性試験や凍結融解試験などの安定性を評価する段階においては，試料の安定性に問題があったのか，分析系に問題があったのかを明確に区別する目的で，QC試料による評価を加えることは有用である。

引用文献

1) 厚生省薬務局審査課長.「トキシコキネティクス（毒性試験における全身的暴露の評価）に関するガイダンスについて」（平成8年7月2日 薬審第443号），1996
2) 厚生省医薬安全局審査管理課長.「非臨床薬物動態試験ガイドラインについて」（平成10年6月26日 医薬審第496号），1998
3) 厚生労働省医薬局審査管理課長.「医薬品の臨床薬物動態試験について」（平成13年6月1日 医薬審発第796号），2001
4) 厚生労働省医薬食品局審査管理課長.「後発医薬品の生物学的同等性試験ガイドライン等の一部改正について」（平成24年2月29日 薬食審査発0229第10号），2006
5) 厚生省薬務局審査課長.「分析法バリデーションに関するテキスト（実施項目）について」（平成7年7月20日 薬審第755号），1995
6) 厚生省医薬安全局審査管理課長.「分析法バリデーションに関するテキスト（実施方法）について」（平成9年10月28日 医薬審第338号），1997
7) 米山智城, 他. 日本におけるバイオアナリシス分析法バリデーションの実施に関する指針（バイオアナリシスフォーラム素案）について. 医薬品医療機器レギュラトリーサイエンス 43：750-760, 2012
8) 香取典子. 日本におけるバイオアナリシス分析法バリデーションガイドラインについて. 医薬品医療機器レギュラトリーサイエンス 44：543-549, 2013
9) 厚生労働省医薬食品局審査管理課長.「「医薬品の臨床試験及び製造販売承認申請のための非臨床安全性試験の実施についてのガイダンス」について」（平成22年2月19日 薬食審査発0219第4号），2010
10)「医薬品の安全性に関する非臨床試験の実施の基準に関する省令」（平成26年7月30日 厚生労働省令第87号），2014
11) 厚生労働省医薬食品局審査管理課長.「「医薬品開発における生体試料中薬物濃度分析法（リガンド結合法）のバリデーションに関するガイドライン」について」（平成26年4月1日 薬食審査発0401第1号），2014
12) 厚生労働省医薬食品局審査管理課.「「医薬品開発における生体試料中薬物濃度分析法のバリデーションに関するガイドライン質疑応答集（Q＆A）」について」（平成25年7月11日 事務連絡），2013
13) 厚生労働省医薬食品局審査管理課.「「医薬品開発における生体試料中薬物濃度分析法（リガンド結合法）のバリデーションに関するガイドライン質疑応答集（Q＆A）」について」（平成26年4月1日 事務連絡），2014
14) 厚生労働省医薬局監視指導・麻薬対策課.「原薬GMPのガイドラインに関するQ＆Aについて」（平成13年11月2日 事務連絡），2001
15) FDA. Guidance for Industry：Bioanalytical Method Validation Draft Guidance. US Department of Health and Human Services, FDA, CDER, CVM, 2013
16) JBF. Guideline/Guidance Comparison on Small Molecule Bioanalysis. 2014 http://bioanalysisforum.jp/images/Comparion_Japanese_Guideline_vs_EMA_FDA2013_Guidance_v2.pdf#zoom=100
17) 厚生労働省医薬食品局審査管理課.「医薬品開発における生体試料中薬物定量濃度分析法のバリデーションに関するガイドライン（案)」に関する意見の募集に対して寄せられた御意見について.
18) Woolf EJ, et al. Small molecule specific run acceptance, specific assay operation, and chromatographic run quality assessment：recommendation for best practices and harmonization from the global bioanalysis consortium

harmonization teams. AAPS J　16：885-893, 2014
19) FDA. Guidance for Industry：Bioanalytical Method Validation. US Department of Health and Human Services, FDA, CDER, CVM, 2001
20) EMA Committee for Medicinal Products for Human Use (CHMP). Guideline on Bioanalytical Method Validation. 2011
EMEA/CHMP/EWP/192217/2009
21) Dolan JW. Enhancing signal-to-noise. LCGC　28：136-141, 2010
22) ICH Harmonised Tripartite Guideline. Validation of Analytical Procedures：Text and Methodology Q2(R1). 1994
23) Viswanathan CT, et al. Workshop/Conference Report―Quantitative bioanalytical methods validation and implementation：best practices for chromatographic and ligand binding assays. AAPS J　9：E30-E42, 2007
24) Hughes NC, et al. Determination of carryover and contamination for mass spectrometry―based chromatographic assays. AAPS J　9：E353-360, 2007
25) Sennbro CJ, et al. Anticoagulant counter ion impact on bioanalytical LC-MS/MS assay performance：additional validation required? Bioanalysis　3：2389-2391, 2011
26) van de Merbel N, et al. Stability：recommendation for best practices and harmonization from the Global Bioanalysis Consortium Harmonization Team. AAPS J　16：392-399, 2014
27) Lowes S, et al. Recommendations on bioanalytical method stability implications of co-administered and co-formulated drugs by Global CRO Council for Bioanalysis (GCC). Bioanalysis　4：2117-2126, 2012
28) Freisleben A, et al. Blood stability testing：European Bioanalysis Forum view on current challenges for regulated bioanalysis. Bioanalysis　3：1333-1336, 2011
29) Briggs RJ, et al. Method transfer, partial validation, and cross validation：recommendations for best practices and harmonization from the Global Bioanalysis Consortium Harmonization Team. AAPS J　16：1143-1148, 2014
30) Bergeron M, et al. Impact of plasma and whole-blood anticoagulant counter ion choice on drug stability and matrix effects during bioanalysis. Bioanalysis　1：537-548, 2009
31) Sennbro CJ, et al. Anticoagulant counter ion impact on bioanalytical LC-MS/MS assays：results from discussions and experiments within the European Bioanalysis Forum. Bioanalysis　3：2393-2399, 2011
32) Yoneyama T, et al. Retrospective data analysis and proposal of a practical acceptance criterion for inter-laboratory cross-validation of bioanalytical methods using liquid chromatography/tandem mass spectrometry. AAPS J　16：1226-1236, 2014
33) Lin ZJ, et al. Capsule review on bioanalytical method transfer：opportunities and challenges for chromatographic methods. Bioanalysis　3：57-66, 2011
34) Xu X, et al. Fit-for-purpose bioanalytical cross-validation for LC-MS/MS assays in clinical studies. Bioanalysis　5：83-90, 2013
35) Rocci ML Jr, et al. Confirmatory reanalysis of incurred bioanalytical samples. AAPS J　9：E336-343, 2007
36) Timmerman P, et al. Incurred sample reproducibility：views and recommendations

by the European Bioanalysis Forum. Bioanalysis　1：1049-1056, 2009
37) Fast DM, et al. Workshop report and follow-up—AAPS Workshop on current topics in GLP bioanalysis：Assay reproducibility for incurred samples—implications of Crystal City recommendations. AAPS J　11：238-241, 2009
38) Viswanathan CT. 生体試料中濃度測定に関する AAPS/FDA White Paper に対するディスカッション．第56回質量分析総合討論会，つくば，2008
39) Fu Y, et al. An investigation of incurred human urine sample reanalysis failure. Bioanalysis　3：967-972, 2011
40) EMA GCP Inspectors Working Group. Reflection paper for laboratories that perform the analysis or evaluation of clinical trial samples. 2012 EMA/INS/GCP/532137/2010
41) 医薬品，医療機器等の品質，有効性及び安全性の確保等に関する法律施行規則第43条「申請資料の信頼性の基準」（平成26年11月21日　厚生労働省令第128号），2014
42) FDA：Guidance for Industry：Safety Testing of Drug Metabolites. US Department of Health and Human Services, FDA, CDER, 2008
43) Minagawa T, et al. Perspectives on non-clinical safety evaluation of drug metabolites through the JSOT workshop. J Toxicol Sci　37：667-673, 2012
44) Timmerman P, et al. Best practices in a tiered approach to metabolite quantification：views and recommendations of the European Bioanalysis Forum. Bioanalysis　2：1185-1194, 2010
45) Booth B. When do you need a validated assay? Bioanalysis　3：2729-2730, 2011
46) Gao H, et al. Meeting report：metabolites in safety testing (MIST) symposium—safety assessment of human metabolites：what's REALLY necessary to ascertain exposure coverage in safety tests? AAPS J　15：970-973, 2013
47) Ma S, et al. A tiered approach to address regulatory drug metabolite-related issues in drug development. Bioanalysis　6：587-590, 2014
48) Timmerman P. Tiered approach revisited：introducing stage-appropriate or assay-appropriate scientific validation. Bioanalysis　6：599-604, 2014
49) Lowes S, et al. Tiered approaches to chromatographic bioanalytical method performance evaluation：recommendation for best practices and harmonization from the global bioanalysis consortium harmonization team. AAPS J　17：17-23, 2015
50) Gao H, et al. Addressing MIST (Metabolites in Safety Testing)：bioanalytical approaches to address metabolite exposures in humans and animals. Curr Drug Metab　12：578-586, 2011
51) Zhu M, et al. Integrated strategies for assessment of metabolite exposure in humans during drug development：analytical challenges and clinical development considerations. Biopharm Drug Dispos　30：163-184, 2009
52) 野沢耕平．薬物代謝物の安全性試験ガイダンス対応のための定量技術．ぶんせき　8：422-427, 2014
53) 厚生省薬務局審査課（監）．医薬品GLP解説，薬事日報社，p130, 1995
54) 野村　護，他（編）．非臨床試験マニュアル．エル・アイ・シー，p54, 2001
55) Zhou M. Regulated Bioanalytical Laboratories：Technical and Regulatory Aspects from Global Perspectives. Wiley, New Jersey, p205, 2011

第Ⅲ章

参考情報

1 諸外国のガイドラインとの差異

はじめに

諸外国との比較において，バイオアナリシスに大きな影響を及ぼすガイダンス，ガイドラインとして，EMAガイドライン[1] (Guideline on Bioanalytical Method Validation, 21 July 2011)，およびFDAガイダンス[2] (Guidance for Industry, Bioanalytical Method Validation, May 2001) が挙げられるが，このFDAガイダンス[2] は2013年9月に改訂案 (Guidance for Industry, Bioanalytical Method Validation, DRAFT GUIDANCE, September 2013, Revision 1，以下FDAドラフトガイダンス)[3] が出されており，それらとの比較を本章で紹介したい。なお，本書を執筆時点で改訂版FDAガイダンスは最終化されていない段階であるため，FDAドラフトガイダンスを比較の対象とする。

日本のバイオアナリシスガイドライン（医薬品開発における生体試料中薬物濃度分析法のバリデーションに関するガイドライン，平成25年7月11日，以下本ガイドライン）[4] は，EMAガイドラインを参考に作成されており，全般的にそれとの大きな差異は認められない。一方，FDAドラフトガイダンスとの差異は大きい。なお，以下の各項目に記述がない場合は，本ガイドラインとそれぞれのガイドライン・ガイダンスに大きな差がないと見なしていただきたい。

1 ガイドラインの適用範囲

EMAガイドラインやFDAドラフトガイダンスはLigand Binding Assay（LBA）が独立した章として組み込まれているが，日本においてはLBAは独立したガイドラインとして発行されている[5]。

FDAドラフトガイダンスでは，さらに内因性物質，バイオマーカー，（臨床）検査キット，新規テクノロジーについても述べられている。また，動物薬なども適用範囲としている。

2 フルバリデーション

FDAドラフトガイダンスでは項目を詳細に規定しておらず，実施内容は実施する分析者の判断に任せられている部分がある．また，マトリックス効果は記載がないため必須項目とされていないと解釈できる．

3 標準物質（標準品）

EMAガイドラインは本ガイドラインにほぼ同じであるが，安定同位体標識された内標準物質（Internal Standard：IS）の使用の推奨が追加で記載されている．

> When mass-spectrometry (MS) detection is used in the bioanalytical method, a stable isotope-labelled IS is recommended to be used whenever possible. [EMAガイドライン，P5, L8-9]

FDAドラフトガイダンスも本ガイドラインにほぼ同じであるが，ISに対しても標準物質と同様の要件（使用期限や純度の明記）を求めることが追加されている．

> The source and lot number, expiration date, certificates of analyses when available, and/or internally or externally generated evidence of identity and purity should be furnished for each reference and internal standard (IS) used. [FDAドラフトガイダンス，P4, L165-168]

また，標準物質やISの使用期限を超過した場合に，それらを用いた溶液の安定性が保証されていても，それら標準物質やISの純度が再確認されない限り使用すべきでないとされている．

> If the reference or internal standard expires, stock solutions made with this lot of standard should not be used unless purity is re-established. [FDAドラフトガイダンス，P4, L168-169]

4 選択性

EMAガイドラインは本ガイドラインにほぼ同じであるが，特に選択性評価に関して留意するポイントが追記されている．

> It may also be necessary to investigate the extent of any interference caused by metabolites of the drug (s), degradation products and possible co-administered medications. Co-medications normally used in the subject population studied which may potentially interfere should be taken into account at the stage of method validation, or on a study specific and compound specific base.
> The possibility of back-conversion of a metabolite into parent analyte during the successive steps of the analysis should also be evaluated, when relevant (i.e. potentially unstable metabolites...). [EMAガイドライン，P5，L20-27]

FDAドラフトガイダンスには許容基準の明示はない。

5 キャリーオーバー

FDAドラフトガイダンスにはキャリーオーバーの記載はあるが，許容基準は明記されていない。

6 定量下限

EMAガイドラインは本ガイドラインにほぼ同じであるが，定量下限（Lower Limit of Quantification；LLOQ）に付随する事項として，例えば生物学的同等性（Bioequivalence；BE）試験の測定においてはC_{max}の5％を超えないLLOQを設定するべきとの記載がある。

> The LLOQ should be adapted to expected concentrations and to the aim of the study, e.g. for bioequivalence studies the LLOQ should be not higher than 5 % of the C_{max}. [EMAガイドライン，P6，L8-11]

7 検量線

EMAガイドラインは本ガイドラインにほぼ同じであるが，追加項目として各濃度の検量線用標準試料において繰り返しがある場合は，それぞれの濃度において半分以上が許容基準を満たす必要があるとしている。

> In case replicates are used, the criteria (within±15％ or ±20％ for LLOQ) should also be fulfilled for at least 50％ of the calibration standards tested per concentration level. [EMAガイドライン，P6，L37-39]

FDAドラフトガイダンスも本ガイドラインにほぼ同じであるが，検量線用標準試料の除外についての留意点が追加されている。

> Excluding an individual standard should not change the model used. Exclusion of calibrators for reasons other than failing to meet acceptance criteria and assignable causes is discouraged. [FDAドラフトガイダンス，P7，L292-295]

8 真度及び精度

FDAドラフトガイダンスは本ガイドラインにほぼ同じであるが，追記として実試料の測定における追加Quality Control（QC）に関することが記載されている。

> If the study sample concentrations are clustered in a narrow range of the standard curve, additional QCs should be added in the sample range. Accuracy and precision of the additional QCs should be validated before continuing with the analysis. If the partial validation is acceptable, samples that have already been analyzed do not require reanalysis. [FDAドラフトガイダンス，P10，L432-436]

また，基準を外れたQC試料の報告書での取り扱いに関しても記載されている。

> Reported method validation data and the determination of accuracy and precision should include all outliers; however, calculations of accuracy and precision, excluding values that are determined as outliers, should also be reported. [FDAドラフトガイダンス，P11，L456-458]

9 希釈の妥当性

FDAドラフトガイダンスでは希釈の妥当性は触れられてはいるが，許容基準は明記されていない。

10 マトリックス効果

EMAガイドラインは本ガイドラインにほぼ同じであるが，マトリックスファクター（Matrix Factor；MF）やIS normalised MFも計算されるべきであるとの記載が加わっている。

> For each analyte and the IS, the matrix factor (MF) and the IS normalised MF should be calculated for each lot of matrix. [EMAガイドライン, P8, L16-17]

またEMAガイドラインには投与液に関する検討や，特別な患者からのマトリックスなど，より詳細な推奨事項が記載されている。

> If a formulation for injection to be administered to the subjects or animals contains excipients known to be responsible for matrix effects, matrix effects should be studied with matrix containing these excipients, in addition to blank matrix. [EMAガイドライン, P8, L31-33]
> In addition to the normal matrix it is recommended to investigate matrix effects on other samples e.g. haemolysed and hyperlipidaemic plasma samples. If applicable also samples from special populations (such as renally or hepatically impaired populations) are to be analysed it is also recommended to study matrix effects using matrix from such populations. [EMAガイドライン, P8, L38-41]

11 安定性

EMAガイドラインでは，各濃度における具体的な測定回数は触れられていないが，凍結融解安定性において，少なくとも融解の12時間前には凍結しておく，と評価法に関する具体的な記載がある。

> At each cycle, samples should be frozen for at least 12hours before they are thawed. [EMAガイドライン, P9, L33-34]

また，標準溶液の安定性の対象にISが含まれている。

> Stability of the stock solution and working solutions of the analyte and internal standard. [EMAガイドライン, P9, L20]

実検体を用いた安定性評価，いわゆるIncurred Sample Stability (ISS) に関する記載はあるが，必ず要求されるものではなく状況に応じた適用を推奨している。

> Sufficient attention should be paid to the stability of the analyte in the sampled matrix directly after blood sampling of subjects and further preparation before storage, to ensure that the obtained concentrations by the analytical method reflect the concentrations of the analyte in the subject at the moment of sampling. A demonstration of this stability may be needed on a case-by-case basis, depending on the structure of the analyte. [EMAガイドライン, P10, L9-13]

FDAドラフトガイダンスでは，再注入（Reinjection）再現性および前処理後試料中の安定性の各々について要求がある．

> Processed Sample Stability : The stability of processed samples, including the resident time in the autosampler, should be determined. [FDAドラフトガイダンス, P9, L385-388]

また，FDAドラフトガイダンスではEMAガイドラインと同様に標準溶液の安定性の対象にISも含まれている．

> The stability of stock solutions of drug and internal standard should be evaluated. [FDAドラフトガイダンス, P9, L379]

12 回収率

　EMAガイドラインは，回収率をバリデーションの評価項目から外しており，本ガイドラインおよびFDAドラフトガイダンスと異なっている．
　一方で，FDAドラフトガイダンスでは必須評価項目となっており，注意事項の項目に記載されている本ガイドラインとも差異がみられる．
　回収率に用いる標準検体は，本ガイドラインが生体試料に分析対象物質を添加した検体であるのに対し，FDAドラフトガイダンスでは溶液中に分析対象物質を添加した検体と規定している．

> Compared to the detector response obtained for the true concentration of the analyte in solvent. [FDAドラフトガイダンス, P6, L234-235]

　加えて，FDAドラフトガイダンスは回収率検討を3濃度（低，中，高）で実施することを要求している．

> Recovery experiments should be performed by comparing the analytical results for extracted samples at three concentrations (low, medium, and high). [FDAドラフトガイダンス, P6, L238-239]

13 パーシャルバリデーション

　FDAドラフトガイダンスでは，同じ種におけるマトリックスの変更（例えばヒト血漿からヒト尿）あるいは同じマトリックスにおける種の変更（例えばラット血漿からマウス血漿）は，パーシャルバリデーションでもよいとしているが，本ガイドラインでは基本的にフルバリデーションを要求している。

> Change in matrix within species. [FDAドラフトガイダンス, P3, L108]
> Change in species within matrix. [FDAドラフトガイダンス, P3, L110]

　また，分析法の変更（例えば検出器の変更）についてもパーシャルバリデーションで評価できることが記載されている。

> Change in analytical methodology. [FDAドラフトガイダンス, P3, L106]

　なおFDAは，抗凝固剤における塩変更についてはパーシャルバリデーションも必要ないと，各種学会などで明言している[6]。

14 クロスバリデーション

　QC試料を用いた評価においては，理論値に対して±20％以内が本ガイドラインの基準であるが，EMAガイドラインでは±15％以内を基準として設定されている。

> For QC samples, the obtained mean accuracy by the different methods should be within 15% and may be wider, if justified. [EMAガイドライン, P10, L30-31]

　FDAドラフトガイダンスでは，クロスバリデーションの評価に分析対象物質添加検体および実検体の両方を用いて検討することを要求している。

> Cross-validation with spiked matrix standards and subject samples should be conducted at each site or laboratory to establish inter-laboratory reliability. [FDAドラフトガイダンス, P3, L126-127]

15 バリデーション報告書

　EMAガイドラインは，バリデーション報告書に関してより詳細な記載がある一方で，クロマトグラムは要求していない。
　FDAドラフトガイダンスでは，より具体的な要求の記述がされており，サマリーテーブルの作成も推奨している。

16 実試料分析許容基準

　EMAガイドラインは，多成分分析における判断基準についても言及している。

> In the case of the simultaneous determination of several analytes, there should be one calibration curve for each analyte studied. If an analytical run is acceptable for one analyte but has to be rejected for another analyte, the data for the accepted analyte can be used, but the samples should be re-extracted and analysed for determination of the rejected analyte. [EMAガイドライン，P11, L41-44]

　FDAドラフトガイダンスもEMAガイドラインと同様に多成分分析における判断基準について述べられており，複数の分析対象物質のうち一部の測定のみ基準を満たした場合には，基準を満たした分析対象物質まで結果を棄却すべきではないとしている。

> Samples involving multiple analytes should not be rejected based on the data from one analyte failing the acceptance criteria. [FDAドラフトガイダンス，P11, L448-449]

17 実試料分析検量線

　EMAガイドラインは本ガイドラインと大きな差異はないが，多数の検体が定量上限（Upper Limit of Quantification；ULOQ）を超えた場合など幅広く具体例を提示して，最適な検量線範囲で測定することを推奨している。

18 実試料分析再分析

　FDAドラフトガイダンスは，再分析における測定回数が3回と明文化されている。

> Reassays should be done in triplicate if sample volume allows. [FDAドラフトガイダンス，P11, L445-446]

また，再分析に対する責任者の承認を報告書中に記載することが求められている。

> Repeat analyses should be documented with...and the manager authorizing reanalysis. [FDAドラフトガイダンス，P24, L1012-1014]

19 実試料分析クロマトグラムの波形処理

　FDAドラフトガイダンスは，波形処理で再積分（Re-integration）を実施した場合，再積分前と再積分後のデータの両方を報告書に記載することを要求している。

> Original and reintegration data should be reported. [FDAドラフトガイダンス，P11, L462-463]

20 実試料分析ISR

　FDAドラフトガイダンスは，各試験の総検体数にかかわらず，総検体数の7％に対してISRを検討することを推奨している。

> The total number of ISR samples should be 7% of the study sample size. [FDAドラフトガイダンス，P18, L771]

21 実試料分析システム適合性

　EMAガイドラインは該当部分に関する記述はない。
　FDAドラフトガイダンスは，システム適合性の検討を強く求めている。また，測定に用いる検体，検量線用標準試料，あるいはQC試料をシステム適合性評価に用いるべきでないとしている。

> System suitability samples should be different from the study samples, standards, and QCs to be analyzed in the run. Therefore, study samples, standards, or QCs should not be used as their own system suitability samples within the analytical run. [FDAドラフトガイダンス，P22, L932-934]

　加えて，システム適合性評価のための測定結果は，査察のために保持しておかなければならない。

> Data generated from system suitability checks should be maintained in a specific file on-site and should be available for inspection. [FDAドラフトガイダンス, P22, L930-932]

22 実試料分析報告書

　FDAドラフトガイダンスは，クロマトグラムをはじめとして詳細な要求がされている。加えてサマリーテーブルの作成も推奨している。

2 分析法開発

　分析法バリデーションを始める前に分析法開発の過程があり，分析法における前処理および測定条件などを確立する目的で実施する。開発手順は，分析法開発時に得られている情報，分析対象物質，マトリックス，使用機器および分析担当者などにより種々異なる。

　本項では，血漿中薬物を逆相クロマトグラフィーにより分離し，汎用型のタンデム質量分析装置を用いてエレクトロスプレーイオン化（Electrospray Ionization；ESI）により測定する際の分析法開発手順を一例として紹介する。

　検討に先立ち，分析対象物質のモノアイソトピック質量を把握するとともに，可能な限り物理化学的性質（溶解度，pKa，logPなど），構造式などの情報を入手する。構造式の入手が困難な場合は，基本骨格と官能基の情報を入手するなど，分析対象物質の特徴をできる限り多く知ることが分析法開発の助けとなる。類似化合物の過去の報告なども有用な情報である。これらの情報からイオン化やクロマトグラフィーでの保持の条件を予測し，分析法を開発することが望ましい。

　なお，質量分析装置を用いた測定においては，分析対象物質をイオン化しなければならないため，分析対象物質が解離型となる条件での測定が前提となる。一方，Liquid Chromatography（LC）で汎用されている逆相クロマトグラフィーは，移動相のpHをコントロールすることにより分析対象物質を酸性や塩基性の官能基から極性を除去した分子型にすることで溶離のコントロールが容易になる。このため，LC/MS分析法の開発においては，Mass Spectrometry（MS）とLC両者の最適な条件を設定できることは極めて少なく，両者の妥協点を模索することになる。分析法開発の手順としては，①分析対象物質のイオン化に関する基礎情報を得たうえで，暫定的にMS条件を設定する。②移動相組成変化に伴う分析対象物質の溶離挙動の検討を行い，夾雑物との分離状況からLC条件を暫定的に設定する。③必要に応じて前処理方法を検討する。④測定法の最適化を行う（①～③の結果から総合的に判断して最終的な条件を設定する）の順に進めると比較的効率よく分析法を開発できる。

1 MS条件の設定

　ESIは，高電圧を印加したキャピラリー先端から非常に微細な液滴が噴霧されるとともに，溶媒の蒸発が促されることにより最終的に気相のイオンが生成するイオン化法であ

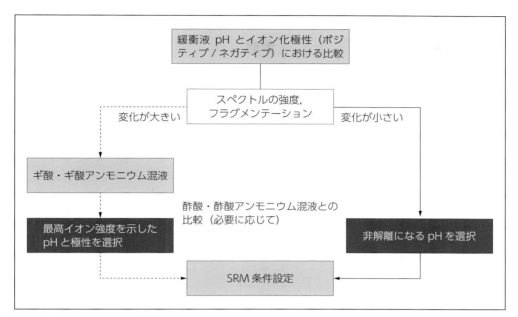

図Ⅲ-1 MS条件の設定手順
SRM：Selected Reaction Monitoring

り，生成するイオンの種類および生成量は移動相組成（緩衝液のpHおよび濃度，有機溶媒など）と分析対象物質の構造により大きく変化する。LC/MS分析法開発の第一段階としては，移動相に用いる緩衝液のpH変化によりどのようなイオンが検出されるかを確認することが重要である。MS条件の設定手順を図Ⅲ-1に示す。

1 緩衝液のpHおよび極性（ポジティブ/ネガティブ）の選択

　ここでは，LC/MS測定の緩衝液としてよく用いられる，ギ酸およびギ酸アンモニウムを使用して，緩衝液pHの違い，およびイオン化極性の違いによって検出されるイオンの種類や強度に大きな差があるか否かを確認する。知識や経験から移動相として特定の溶媒のみを用いて検討することも可能であるが，LCでの分離や感度など何らかの要因で最初に予測した移動相が利用できないこともあるため，あらかじめ分析対象物質のイオン化の基礎情報を取得し，その後のLC条件の検討で利用可能な緩衝液を把握することが有用である。

　例として，200 ng/mL程度の標準溶液（溶媒はメタノール）を調製し，これをAとする。酸性緩衝液での検討として，Aと20 mMギ酸水溶液を1：1の容量比で混合する（A1）。A1をシリンジポンプにて流速5〜10 μL/min程度でMSに導入し，ポジティブモードにてm/z 50 からモノアイソトピック質量の2倍程度の質量範囲をスキャンし，マススペクトルを取得する。このとき，スプレーノズルとオリフィスプレート間の電圧

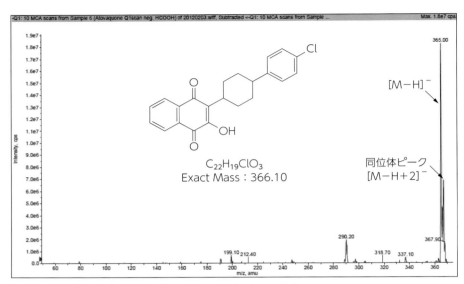

図Ⅲ-2　ネガティブモードで検出されたスペクトル（例）

（コーン電圧，Declustering Potential，イオン化電圧などと呼ばれている）を変化させながらマススペクトルを確認し，生成するイオンの種類と強度を調べる。ネガティブモードにおいても同様に確認する。通常，ポジティブモードではモノアイソトピック質量に1を加えたm/zにプロトン付加分子 [M+H]$^+$ が検出される。ナトリウムイオン付加分子 [M+Na]$^+$，カリウムイオン付加分子 [M+K]$^+$，アンモニウムイオン付加分子 [M+NH$_4$]$^+$ などの付加イオンが検出されることもある。ネガティブモードではモノアイソトピック質量から1を減じたm/zに脱プロトン分子 [M−H]$^-$ が検出される。ギ酸イオン付加分子 [M+HCOO]$^-$ や酢酸イオン付加分子 [M+CH$_3$COO]$^-$ が検出されることもある。構造に塩素元素などの同位体の天然存在比が高い物質では，同位体イオンも検出される（図Ⅲ-2）。また，高電圧や高熱負荷に伴い，イオンソースでフラグメンテーションが発生し，フラグメントイオンが検出されることもある（インソース分解）。検出されたイオンの種類および生成量と電圧値との関係を把握する。通常，ポジティブモードでは [M+H]$^+$，ネガティブモードでは [M−H]$^-$ が最大強度で検出される電圧を優先するが，付加イオン，フラグメントイオンなどの生成率のバランスにも配慮する。なお，付加イオンの供給源が移動相にあり，[M+H]$^+$ や [M−H]$^-$ に比べて十分強く安定して検出される場合には付加イオンを選択することもある。

　次に，中性付近の緩衝液における検討として，Aと20mMギ酸アンモニウム水溶液を1：1の容量比で混合し（A2），A1と同様にポジティブおよびネガティブモードにてイオンの種類と強度を調べる。

　A1（酸性）とA2（中性）溶液あるいはイオン化の極性により，生成するイオンの種類と強度の変化が小さい場合には，疎水性相互作用を利用したクロマトグラフィーを見据え

て，分析対象物質が分子型になるpH条件の緩衝液を選択することが多い。

A1とA2溶液あるいはイオン化の極性により，生成するイオンの種類と強度に大きな変化がある場合には，その中間のpHの緩衝液（20mMギ酸・ギ酸アンモニウム混液）を用いて，同様にポジティブおよびネガティブモードにて生成するイオンの種類と強度を調べる。必要に応じて，酢酸・酢酸アンモニウム混液を緩衝液として同様に確認しておくと，LC条件検討の際の選択肢の幅が広がる。

ギ酸あるいは酢酸系の緩衝液でスペクトルが認められない，あるいは強度が非常に弱い場合は，アンモニア，炭酸アンモニウムなど，別の緩衝液でも確認する。

2 Selected Reaction Monitoring（SRM）条件の設定

1で選択した緩衝液とメタノールの混液（容量比は1：1）を用いて分析対象物質の標準溶液を希釈して（100ng/mL程度）MSに導入する。1のマススペクトルデータをもとにプリカーサーイオンを選定する。通常，ポジティブモードではプロトン付加分子［M+H］$^+$を，ネガティブモードでは脱プロトン分子［M−H］$^-$をプリカーサーイオンとして選択する。1の検討においてインソース分解のために十分なイオン強度が得られていないと考えられる場合には，イオンソース温度を低くする，スプレーノズルとオリフィスプレート間の電圧を低くするなど，イオンソース内部でフラグメンテーションを抑える条件を設定し，プリカーサーイオンが十分な強度で安定して真空部に導入されるようにする。

次にコリジョンエネルギーを変化させながら生成されるプロダクトイオンを観察し，構造式からの帰属が可能なプロダクトイオンを選択する。

2 LC条件の検討

LC条件の検討においては，Octa Decyl Silyl（ODS）カラムを用いて分析対象物質の基本的な溶離挙動を観察するため，移動相中の有機溶媒の種類や濃度およびpHの変化が保持に及ぼす影響を確認しながら，必要に応じて塩濃度の影響についても検討する。本項では，簡易的な前処理条件を用いたLC条件の検討手順について紹介する。その手順を図Ⅲ-3に示す。

1 有機溶媒種類の検討

ここでは，有機溶媒としてメタノールとアセトニトリルを使用した際のピーク形状およびイオン強度への影響を確認する。「第Ⅲ章2.1. MS条件の設定」で選択した緩衝液とメタノールあるいはアセトニトリルを1：1の容量比で混合し移動相とする。流速0.2mL/min，フローインジェクションアナリシスにて10ng/mL程度の分析対象物質の

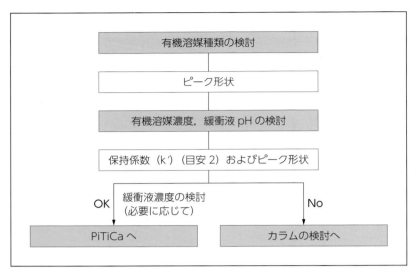

図Ⅲ-3 LC条件の検討手順
保持係数：$k'=(t_R-t_0)/t_0$ から算出できる。t_R は分析対象物質の保持時間，t_0 はホールドアップタイム（試料導入時からカラムに保持されない成分のピークの頂点が現れるまでの時間）
PiTiCa：Post-column infusion Technique for ESI Consistency Assessment

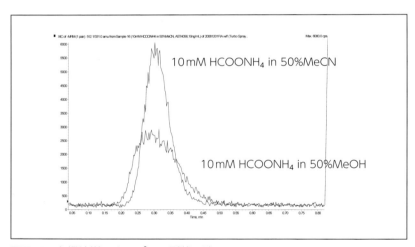

図Ⅲ-4 有機溶媒によるピーク形状の違い

標準溶液（移動相で希釈したもの）をMSに導入する。このとき，カラムの代わりに一定の長さのチューブ（内径0.1 mm×2 m程度）を利用することにより，配管材質との相互作用（吸着など）に関する情報も得ることができる（相互作用がある場合は，ピークがブロードになる）。イオン化の条件は装置で推奨されている一般的な条件とし，先に設定したSRM条件にて測定する。

メタノールおよびアセトニトリルを使用した際のピーク形状およびイオン強度を比較し，イオン強度が十分であればピーク形状の良好な有機溶媒を選択する（図Ⅲ-4）。

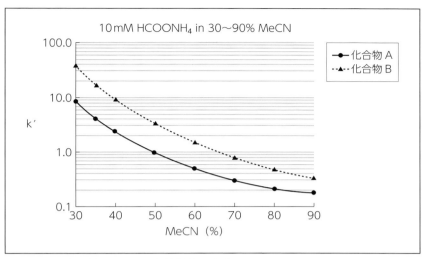

図Ⅲ-5 有機溶媒濃度による保持係数の変動

2 有機溶媒濃度，緩衝液pHの検討

　ODSカラム（内径2.0mm程度）を使用し，流速0.2mL/minにて有機溶媒の濃度変化による分析対象物質の保持を確認する。ODSカラムについては多くの製品が販売されているが，第一選択のカラムを決めておくとよい。移動相pH（酸性〜中性）により極端にピーク形状が変化しないことや，塩基性化合物のピークテーリングが少ないことなどが選定の指標になると考える。

　分析対象物質は**1**で選択した有機溶媒を含む50％水溶液で希釈し，10ng/mL程度の濃度に調製する。移動相には，前記**1**の検討で選択した有機溶媒およびMS条件の設定で選択した緩衝液を用いる。緩衝液濃度は一定（終濃度として10mM程度）とし，有機溶媒濃度を変化（例：10〜90％まで10％刻み）させて，保持状況を確認する（**図Ⅲ-5**）。

　次に，上記で使用した緩衝液と異なるpHの緩衝液を用いて，同様に有機溶媒濃度を変化させて分析対象物質の溶離挙動を確認する。

　k'が2付近で，良好なピーク形状が得られた有機溶媒濃度および緩衝液のpHを選択する。

　選択した条件におけるイオン強度から，目標LLOQを達成するための感度が得られているか否かを推定する（サンプルの前処理に先立ち，希釈が可能か，濃縮が必要かを判断する）。

　検討した条件で分析対象物質を良好に保持できない場合は，別の分離モードのカラムを検討する。

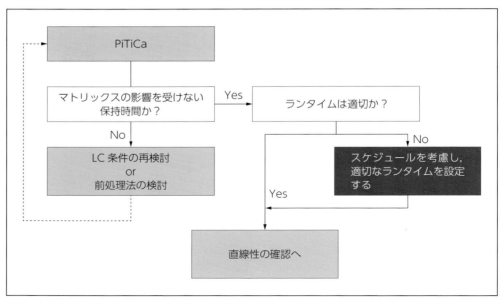

図Ⅲ-6　マトリックス効果およびランタイムの確認

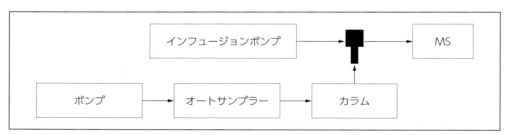

図Ⅲ-7　PiTiCa装置構成

3 マトリックス効果の確認とランタイムの設定

　ここでは，分析対象物質のイオン強度に及ぼすブランクマトリックスの影響をPost-column Infusion Technique for ESI Consistency Assessment（PiTiCa）により確認する。図Ⅲ-6に検討手順を，図Ⅲ-7に装置構成を示した。LCから移動相を送液して，シリンジポンプから一定の流速で分析対象物質の標準溶液をMSに導入する。オートサンプラーから分析対象物質を含まないマトリックス，例えば前処理後のブランク血漿を注入し，分析カラムで分離後のマトリックスをMSに導入して，SRMでのイオン強度の変化をモニターする方法である。マトリックスによりイオン化が抑制される場合はSRMでのベースラインが下方向に変化し，イオン化が促進される場合は上方向に変化する。

　血漿の前処理方法には，最も簡便なアセトニトリル除蛋白を用いるが，前記2の検討で，サンプルの濃縮が必要と判断した場合や，下記に示すアセトニトリル除蛋白では前処

2. 分析法開発

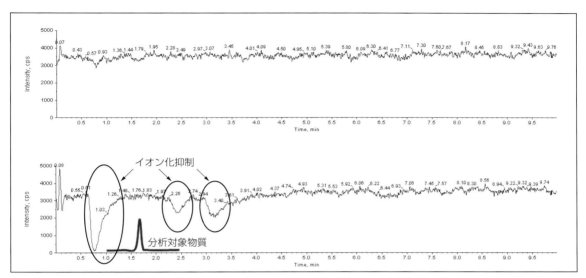

図Ⅲ-8 マトリックス効果の確認（上：移動相，下：前処理後のブランク血漿）

理が不十分な場合は前処理法を検討する（実際の前処理方法検討の詳細については「第Ⅲ章2.3. 前処理法の検討」を参照のこと）。アセトニトリル除蛋白は，血漿1容量に対してアセトニトリルを3容量添加・混合し，遠心分離後の上清を測定する。アイソクラティック分析の場合，PiTiCaにおける1サイクルの時間は，分析対象物質の保持時間の3倍程度を目安に設定し，分析対象物質よりも保持の強い成分によるイオン強度への影響も確認する。移動相注入時およびブランク血漿注入時のイオン強度変化のパターンを比較し，夾雑成分との分離の要不要，ランタイムの適切性（次の分析への影響がない時間）を判断する。**図Ⅲ-8** の例では，イオン化抑制によるベースラインの下方への変化が0.6～1.2分，2.2～2.7分および3.0～3.5分にみられている。このLC条件で分析対象物質が1.5～2.0分に溶出した場合，分析対象物質に対するマトリックスの影響はなく，ランタイムは4分にするとよいことがわかる。

確認した条件において，夾雑成分の影響が許容でき，ランタイムが適切であると判断できた場合は直線性の検討に移行する。夾雑成分との分離が必要な場合，LC条件の再検討あるいは前処理条件を検討することになるが，**2**の溶離挙動に関する基礎データから推察し，LC条件の微調整で対応可能であればそちらを優先したほうが短期間で測定法を確立できるであろう。

3 前処理法の検討

前記2項の検討において，前処理条件を変更する必要がある場合は本項を参考にされたい。

表Ⅲ-1 バイオアナリシスで用いられる主な前処理法

前処理法		メリット	デメリット
除蛋白法	マトリックスに極性有機溶媒あるいは強酸を添加することでマトリックス中の蛋白を変性させて除去する原理を利用	・操作が簡便 ・スループットが高い ・自動化に適している ・分析法開発が特に簡単 ・材料費が安価（プレート使用時を除く） ・化学的に不安定な分析対象物質や高極性の分析対象物質の前処理が可能（有機溶媒使用の場合）	・選択性が低い ・クリーンナップ効果が劣る ・高感度化に不適 ・クロマトグラフィーで夾雑物との分離や濃縮などの工夫が必要となる場合がある ・大容量のサンプルに不適 ・中和などの操作が必要な場合がある（強酸使用の場合） ・分析装置にダメージを与える可能性がある（強酸使用の場合）
液液抽出法	分析対象物質を分子型とし，低極性の有機溶媒に転溶される原理を利用	・高感度化に適している ・濃縮効果が期待できる ・選択性が高く，クリーンナップ効果に優れている ・堅牢性が高い ・大容量のマトリックスにも対応可能 ・材料費が安価（プレート使用時を除く）	・操作が煩雑 ・スループットが低い ・自動化に不適（プレート使用時を除く） ・分析法開発にノウハウが必要
固相抽出法	固相カートリッジに吸着される成分とされない成分に分離する原理を利用	・高感度化に適している ・濃縮効果が期待できる ・選択性が高く，クリーンナップ効果が高い ・堅牢性が高い ・比較的容量の多いサンプルにも適用可能 ・自動化に適している ・カートリッジの選択肢が豊富	・操作が煩雑 ・スループットが除蛋白法より低い ・分析法開発にノウハウが必要 ・材料費がやや高い

　バイオアナリシスでは，LC/MSなどで測定する前にマトリックスから分析対象物質を抽出する（クリーンナップ）目的で前処理を行う。前処理においては，分析対象物質の測定に影響を及ぼすようなマトリックス由来の夾雑物を可能な限り除去できることが望ましい。昨今，血漿や尿などの生体試料をそのまま注入することが可能なオンライン濃縮システムと一体型となった測定装置も開発されているが，本項においては，オンラインではなく測定の前段階にオフラインで操作する前処理法について，分析法開発における注意点を中心に解説する。

　前処理法の選択については，要求されるLLOQの感度と，分析装置，実試料使用量および対象となる実試料分析の試験に応じて考える必要がある。バイオアナリシスでよく用いられる前処理法としては，血漿を例に取ると，除蛋白法，液液抽出法，固相抽出法などが挙げられる。一般的に，除蛋白法は数μL～数十μL程度の実試料使用量に適し，液液抽出法および固相抽出法は数十μL～mLオーダーまで幅広く対応可能である。表Ⅲ-1にバイオアナリシスで用いられる主な前処理法を示した。分析対象物質の物性および前記2項までの検討において得られたイオン化の性質やLCでの溶離挙動も踏まえ，効果的な前処理法を選択する。

　以下，それぞれの前処理法および分析法開発におけるポイントについて簡単に解説する。

1 除蛋白法

　除蛋白法は，マトリックスにアセトニトリル，メタノール，エタノールなどの極性の高い有機溶媒，または，塩酸，過塩素酸，トリフルオロ酢酸，トリクロロ酢酸などの強酸を添加することで，マトリックスに含まれる蛋白を変性させ，遠心分離などの操作により沈殿させて取り除くことができるという原理を利用した前処理法である。有機溶媒の場合は，通常，マトリックスに対し3～10倍量程度を添加する。有機溶媒の添加量が多いほど除蛋白率は高くなるが，必要な感度を考慮し添加量を設定する。感度が不足する場合は，除蛋白上清を乾固後，移動相などで再溶解するという操作を加えることもある。分析対象物質が高極性の場合は，マトリックスと等量の有機溶媒を添加する場合もある。化学的に不安定な分析対象物質の前処理や，分析対象物質の極性が高く，他の前処理法による回収が困難な分析対象物質にも用いることができるという利点もある。

　強酸を添加する場合は，マトリックスに対し10分の1以下程度の添加量でも十分に除蛋白できるように酸の濃度をコントロールすることが多い。一般的に，有機溶媒による除蛋白よりも強酸を用いたほうが除蛋白率は高いが，特に不揮発性の酸を除去しきれていない試料を測定に用いた場合，LCでの分離やピーク形状に影響を及ぼしたり分析装置にダメージを与えることが多いため，除蛋白後の上清を中和するあるいは有機溶媒抽出などで酸を除去してから測定することが多い。また，強酸によって分析対象物質や代謝物が分解される可能性も考慮する必要がある。

　除蛋白法の最大のメリットは，操作が簡便で，分析法開発も簡単であり，前処理にかかる材料費も安価であるという点にある。操作の簡便さは，前処理時間の短縮，自動化を容易にし，分析法全体のスループット向上を可能にする。昨今，除蛋白液中に残存するリン脂質など，測定に影響を与える生体成分を効率的に除去できる除蛋白プレートなる商品も販売されており，材料費はやや高くなるものの効果的な前処理も可能になってきている。

　除蛋白法のデメリットとしては，選択性が低く，マトリックスの除去が液液抽出や固相抽出に比べて劣る点にある。また，有機溶媒を用いる除蛋白はマトリックスを希釈するため，除蛋白液を測定試料として用いる場合には濃縮効果などによる高感度化は期待できない。このデメリットを補うため，LCなどのクロマトグラフにおいてマトリックス中の夾雑成分との分離や濃縮などの工夫をする必要が生じることがある。さらに，蛋白質との親和性が高い分析対象物質の場合，変性蛋白と共沈する可能性もあるので，回収率が低い場合にはこの点も考慮すべきである。

2 液液抽出法

　液液抽出法は，マトリックスに分析対象物質が分子型で存在するような緩衝液を添加し，水と混ざり合わない低極性の有機溶媒（ジエチルエーテル，酢酸エチル，ヘキサンなど）を添加し撹拌することで，分析対象物質が有機溶媒に転溶される原理を利用した前処

理法である。有機溶媒に抽出された分析対象物質は，窒素気流下などで有機溶媒をいったん留去した残渣にLCの移動相などを添加し，再溶解することで測定に供することができる。このとき，実試料使用量よりも再溶解の溶媒量を小さくすることで試料の濃縮効果が期待できる。例えば，ヒト血漿 0.5 mL を用いて液液抽出をした後，再溶解を 0.1 mL の溶媒量で行った場合，理論上 5 倍の試料濃縮ができる。分析対象物質の脂溶性（溶解度）に応じて，有機溶媒の種類を選択，もしくは複数の有機溶媒を組み合わせることにより抽出法を最適化することもできる。

液液抽出の最大のメリットは，濃縮効果による高感度化が期待できる点にあり，比較的大容量の試料にも対応可能という特徴を持つ。選択性がやや高く，クリーンナップ効果に優れている。抽出原理が単純なため堅牢性も高く，材料費も比較的安価な分析法が構築できる。

液液抽出のデメリットは，抽出後の有機溶媒採取，乾固・再溶解に至る操作がかなり煩雑であり，他の方法に比較してスループットが劣る点にある。そのため自動化には不向きといわれているが，昨今の自動前処理装置の性能も上がっていることや，また珪藻土カラムをカートリッジにした商品も販売されており，液液抽出の自動化も実現可能な領域になってきている。分析法開発においては，分析対象物質の物性に応じて抽出条件となる有機溶媒や緩衝液の選択にノウハウが必要であり，新規の分析対象物質について分析法を構築するにはそれなりの経験と知識が必要となる。

3 固相抽出法

固相抽出法は，マトリックスあるいはマトリックスに緩衝液などを添加した溶液を固相に通液し，固相に吸着される成分とされない成分に分離する原理を利用した前処理法である。バイオアナリシスでは，シリンジあるいはプレートに固相を充填したカートリッジタイプが用いられる。一般的には，分析対象物質をカートリッジに保持した後，カートリッジを洗浄し溶出液によって分析対象物質を回収する。溶出液の容量に応じ，溶出液をそのまま測定に供する，あるいは溶出液を窒素気流下などで留去した残渣を移動相などで再溶解することで測定に供することができる。分析対象物質を分子型で保持させるかイオン型で保持させるかは充填剤の官能基や利用する保持機構によって異なる。液液抽出同様，実試料使用量よりも最終溶媒量を少なくすることで試料の濃縮効果が期待できる。

固相抽出の最大のメリットは，濃縮効果による高感度化が期待できる点にある。充填剤量とサイズによっては，mL オーダーの試料にも対応可能であるが，血漿のように蛋白質を豊富に含むマトリックスを用いる場合，カートリッジが目詰まりしないように緩衝液で希釈後，カートリッジに添加することが多いため，スループットの観点から実質は 1 mL 以下の実試料使用量で分析法を開発することが一般的である。カートリッジの種類が豊富であり，分析対象物質に適したカートリッジを使用することで選択性の高い前処理法を構築することができる。前処理法としては，クリーンナップ効果も比較的高く，プレートタ

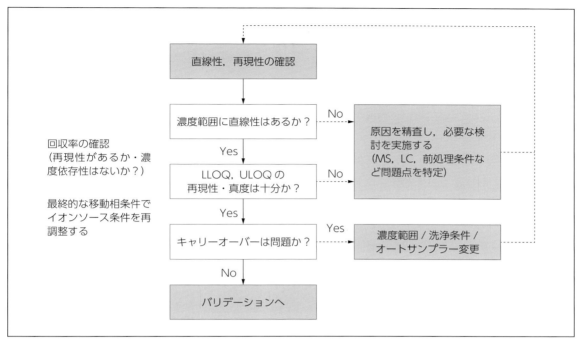

図Ⅲ-9 測定法の最適化手順

イプのカートリッジを使用することにより自動化に適した方法となる。

　固相抽出のデメリットは，抽出操作がやや煩雑であり，スループットが除蛋白法に比べ劣る点にあるが，自動化によりこのデメリットを補うことが可能である。分析法開発においては，分析対象物質の保持条件，カートリッジの洗浄条件，分析対象物質の溶出条件などの設計にあたり，分析対象物質の物性やカートリッジの充填剤の性質にある程度精通している必要があり，新規の分析対象物質に対して新たな分析法を構築するにはそれなりの経験と知識が必要となる。しかしながら，昨今ではカートリッジの取り扱いメーカーが提示するプロトコールも公開されており分析法開発の最適化に役立てることができる。

4 測定法の最適化

　ここまでに設定した条件を用いて，マトリックスに分析対象物質を添加した試料中での直線性，想定するLLOQおよびULOQでの再現性および真度，回収率ならびにキャリーオーバーを確認し，バリデーションに移行するにあたりどこに問題があるかを把握する。状況に応じて，LC条件の検討，前処理法の検討などを行い，最終的な移動相条件においてMSのイオンソース条件を再調整し，分析法の最終条件を決定する。最適化の手順を**図Ⅲ-9**に示す。

1 検量線およびQC試料による確認

　測定法の最適化は，検量線試料を前処理しLLOQの感度が十分に得られること，ブランク試料において選択性に問題がないこと，直線性があることなどの確認が重要なポイントとなる。ここで確認する検量線とは，前処理に供する実試料使用量（実試料採取量，サンプリング量ともいう）と同量あるいは同量に近いブランクマトリックスに，既知濃度の分析対象物質を添加して調製する検量線用標準試料とブランク試料およびゼロ試料（ISを添加したブランク試料）から構成される。検量線用標準試料の濃度ポイントは，回帰式を重み付けすることを前提にすると公比で均等に設定することが望ましい。検量線用標準試料の調製には，分析対象物質が溶液で添加されることが多いため，組成および容量を合わせる目的でブランク試料およびゼロ試料にはブランク溶媒を適宜添加して前処理に供するのが一般的である。検量線の確認においては，回帰式が最も良好な直線性を示す重み付け条件を検討する。簡便な検討方法として，各条件について検量線の各濃度における真度の絶対値の総和を算出し，一番小さくなる条件を選択するという方法がある。ほかに分散分析を用いて検量線のばらつきを検証する方法もあるが，詳細は統計などの専門書を参考にしていただきたい。

　QC試料は，実試料を擬似的に模した試料であり，マトリックスに添加する標準溶液の有機溶媒量を極力抑えて蛋白の変性などを防ぐことに留意する。ここでは，測定法の再現性および真度を確認するため，実試料採取量と同量を複数回（n≧3）採取できる量のQC試料（濃度は想定するLLOQおよびULOQを含める）を調製し，実試料採取量と同量を複数回採取したものを前処理に供する（n≧3）。検量線より作成された回帰式を用いて，QC試料の定量値を算出し，添加濃度（理論値）に近い定量値が得られていること（真度）および精度により再現性を確認する。検量線は，別容器からの分取操作を行わないでそのまま前処理に供することでより真値に近く，QC試料は大容量の状態からその一部を採取するため，分析対象物質の容器への吸着や容器内での不均一性，採取時の不具合など，分析対象物質が実試料と同様な状況下において発生する問題を検出できる可能性を持つ。

2 回収率の確認

　分析法開発段階における前処理性能を確認する項目として，回収率も重要なファクターである。回収率は，一般的に低濃度および高濃度について確認する（n＝3程度）。前処理後にQC試料と同じ理論濃度になるようブランクマトリックスに分析対象物質を添加したサンプルの基準ピークレスポンスに対するQC試料のピークレスポンスの百分率で評価する。回収率は濃度におけるばらつきがなく一定であることが最も重要であり，定量性が十分に担保できる感度が確保できるのであれば，回収率そのものは決して高くある必要はない。しかしながら，前処理法における堅牢性を十分に確保したい場合は，回収率の高い前

処理法を選択することも重要なポイントとなる。

3 キャリーオーバーの確認

　キャリーオーバーは，ULOQの試料の測定後にブランク試料を測定することにより評価する。キャリーオーバーは高濃度試料の連続分析により分析対象物質が蓄積して生じることが多く，1回の検討では検出できないこともあるため，ガイドラインでは規定されていないが，分析法開発の段階ではULOQの試料を複数測定した後にブランク試料を測定するというサイクルを連続することによりキャリーオーバーの有無や程度を検出できる可能性がある。

　分析機器におけるキャリーオーバーの原因は，大まかに二つに分類される。一つはオートサンプラーといった注入部における問題，もう一つはカラムなどの分離部における問題である。キャリーオーバーが認められた場合，まずその原因箇所を特定することから始めるとよい。

　カラムでのキャリーオーバーの確認方法については，カラムのInletとOutletを逆に接続しブランク試料を測定した際に，同じ保持時間にピークが認められる場合は，カラムに分析対象物質が蓄積している可能性が高い。この場合，分析対象物質の溶解度を高めるような移動相組成に変更する，保持の弱いカラムに変更するなどの対応が必要となる。

　注入部でキャリーオーバーが生じている場合は，試料注入部の洗浄方法（洗浄溶媒，洗浄回数など）や注入方法を工夫する，あるいは別の注入機構を備えている装置に変更するなどの対応が考えられる。これらの対策を講じる場合，装置の注入方式や洗浄方法について熟知する必要がある。詳細については，本書では割愛するが，装置取扱い説明書や装置メーカーによく確認し，装置の特徴に合った洗浄方法を検討することが最も重要である。

4 トラブルシューティング

　以下，ケース・スタディ的に事象別に考えられる対処法と合わせて解説する。なお，これらの事例は，バイオアナリシスにおけるLC/MSを用いたケースであり，イオン化法は，最もよく用いられるESIを念頭に記載されている。

❶インソース分解（In-Source Decay）

　インソースフラグメンテーションやプロンプトフラグメンテーションと呼ばれることもある。イオン化と同時か直後にイオン化室（Ionization Chamber）で起こるフラグメンテーション（Fragmentation）全般を指す[7]。主な原因としては，イオン源など真空度の低い領域において，①衝突誘起解離（Collision-Induced Dissociation；CID）や②熱分解によるものが考えられる。そのため，インソース分解が①CIDによるものであれば，イオン源におけるドリフト電圧およびガス圧の調整，②熱分解によるものであれば，温度

を下げることで回避できる可能性があるので検討する。前述したように，MS条件の設定の際に，分析対象物質をインフュージョンでMSスペクトルを確認しながら，インソース分解の有無と程度をあらかじめ確認しておくことおよび最終的な移動相条件においてMS条件を再調整した際にもプリカーサーイオンが十分な強度で安定して真空部に導入されることを確認しておくことは重要である。

　実試料分析において，未変化体および代謝物を含む試料の同時測定を行う場合，インソース分解によって未変化体が代謝物に変換される，あるいは抱合体のような代謝物が未変化体に戻ってしまう可能性が懸念される。そのようなことが想定される場合は，まずクロマトグラム上で未変化体と代謝物などが十分に分離されていることが重要となる。各分析対象物質の分離が十分に得られているとき，例えば未変化体のクロマトグラム上で代謝物の溶出位置にピークが確認されるか，もしくは代謝物のクロマトグラム上で未変化体の溶出位置にピークが確認されるような場合に，インソース分解が起こっている可能性が高い。インソース分解が分析対象物質の定量性に影響があるかどうかは，化学構造から推測することも可能であり，懸念のある場合はできる限り分解の程度を抑えるようなイオン化条件を設定するかクロマトグラム上での分離を十分にしておくことでその影響を回避できる。

❷クロストーク

　クロストークとは，複数の分析対象物質についてSRMで複数チャンネル（各プリカーサーイオン—プロダクトイオン）を同時モニターする場合に，目的イオン以外に検出するはずのないイオンが検出されてしまう現象のことである。複数の分析対象物質について同じm/zのプリカーサーイオンまたはプロダクトイオンをモニターしている場合に，コリジョンセル内で排出されずにイオンが残っている状態で次チャンネルの測定が始まってしまうため，誤って検出されてしまうことが原因と考えられる。

　実試料分析において，未変化体および代謝物の同時測定をする場合には特に注意が必要である。未変化体のみを添加したサンプルを測定しているにもかかわらず，代謝物のクロマトグラム上にピークが確認されるような場合は，クロストークが起こっている可能性が考えられるため何らかの対策が必要となる。

　対処法としては，まずLC条件において各分析対象物質の保持時間が同じとならないように十分分離しておくことが望ましい。MS検出においては，①Q3（タンデム質量分析装置でm/z分離を行う2番目の四重極部位）に同じm/zのプロダクトイオンが連続しないようなチャンネルの配列に変更する，②各チャンネル間にダミーとして測定に影響しない任意のm/zをモニターイオンに設定する，③データの処理時間（Pause Time）または正負イオン切り替え時間を長めに設定することなどが挙げられる[8]など，コリジョンセル内のイオンが排出されるような条件を試みる。それでもクロストークが解消されない場合は，④別のプロダクトイオンに変更することで，選択していないイオンが流れ込んでもQ3で除去するといった対処法も考えられる。また，MS装置の故障が原因でクロストー

クが起きている場合もあるため，装置メーカーによる点検を実施することも視野に入れておいたほうがよい。ただし，最新の分析機器では改良が加えられているため，クロストークが問題となるようなケースは少なくなってきている。

❸ マトリックス効果

マトリックス効果については，「第Ⅱ章4.1.5.マトリックス効果」に詳細な解説があるため，ここでは割愛する。またマトリックス効果の有無を確認する方法としてPiTiCaも前項に記載があるため参考にしていただきたい。本項では，分析対象物質にマトリックス効果が認められた場合にどのように対処すべきかについて解説する。

マトリックス効果の対処法としては，原因となる生体試料中の夾雑成分を分析対象物質の保持時間から取り除くことを検討する。その方法としては，①LC条件の変更と②前処理法の変更のいずれかによる対応が考えられる。①のLC条件の変更は，一般的には分析対象物質の保持を強くするか分離性能が高くなるような条件に変更する場合が多い。例えば，ODSカラムではアイソクラティックモードの場合，水系の比率を高めて保持を強くする，グラジエントからアイソクラティックに変更して分離能を高くするなどの方法が考えられる。また，LCカラムをODSからフェニルカラムに変更するように，分離モードを異なる種類に変更することも効果的な場合がある。②の前処理法の変更は，よりクリーンナップの高い方法に変更する。例えば，除蛋白法で問題がある場合は，液液抽出や固相抽出に変更するか，もしくはオンライン精製として，カラムスイッチングなどにより回避することも考えられる。LC条件と異なる分離モードの前処理法（例えばODSカラムでの測定に対して，イオン交換を用いた前処理など）を選択するとより効果的なクリーンナップが可能となる。

❹ 除蛋白処理による共沈

除蛋白による前処理において，蛋白質との親和性が高い分析対象物質の場合，変性蛋白と一緒に共沈してしまう可能性がある。この場合，マトリックスに添加された分析対象物質の一部が回収できないため，正しい定量値が得られない。回収率が低い場合は共沈にも留意する。

❺ 検量線の高濃度領域のレスポンスが負に偏る（飽和）

検量線の高濃度領域のポイントが回帰線の下に偏るような現象を飽和と呼び，いくつかの原因が考えられる。常に飽和の現象が観察される場合は，イオン化あるいは検出器での飽和の可能性が最も高いため，MSに導入するイオン量を減らす必要がある。対策として，サンプルの注入量を下げる，MS検出器の設定電圧を低くするなどが考えられる。ほかにもMSのインレット手前で流路を分配する方法（一般的にスプリットと呼ぶ）もあるが，この場合，分配される比率が常に一定となるようにコントロールする必要がある。

また，装置のコンディションによって飽和が起こりやすい状態になることも原因として

考えられる。これについては，「❿MSのメンテナンス」で解説する。

❻検量線の低濃度領域のレスポンスが負に偏る（吸着）

　検量線の飽和とは逆に低濃度領域が負に偏る（検量線の低濃度領域のポイントが回帰線の下に偏る）現象は，主に分析対象物質の吸着が原因となる可能性が高い。対策には，まず分析対象物質がどの段階で吸着しているのかを検証する必要がある。例えば，標準溶液で認められるのか，前処理後試料の段階なのかなどを検証する。吸着は，容器・器具など分析対象物質が接触する器材を最適化することで改善できる可能性が高いため，分析対象物質と溶媒の物性に応じた材質を選択する。

　ガラス器具の場合は，吸着対策としてシリル化剤による不活性化処理を行う，あるいはコーティング剤によるポリマー加工を施すことで分析対象物質の吸着をかなり低減できることがある。また，血漿などの蛋白質が分析対象物質の容器への吸着を抑える可能性もあるため，標準溶液の希釈に溶媒の代わりにブランクマトリックスを用いるような事例もある。尿では，分析対象物質の溶解性が低く吸着が起こることがあるが，界面活性剤などの添加により吸着を抑制するケースもある。なお，実試料の保存に用いられる容器（特に尿の蓄尿容器，凍結保存容器）に吸着などの問題がないかを分析法開発においてあらかじめ確認しておくことが望ましい。

❼選択性が得られない

　ブランク試料中にも分析対象物質付近にピークが検出されるなど，選択性が得られない場合にまず確認すべき点は，コンタミネーションの疑いである。これについては「❽コンタミネーションの確認」で解説する。ここではコンタミネーションが原因ではなく，生体試料中の夾雑成分由来によって選択性に問題が生じた場合について解説する。

　対処法として最も簡便なのが，モニターイオンの変更である。すなわち，分析対象物質のプロダクトイオンを別のプロダクトイオンに変更する。このような場合を想定して，分析法開発時においては，複数のプロダクトイオンを同時にモニタリングしておくことをお勧めしたい。いくつかあるプロダクトイオンのうち，通常は最も感度が高く得られるイオンを選択することが多いが，このように選択性に問題が生じた場合は感度が妥協できる範囲で他のプロダクトイオンを選択するという可能性も考えられる。また，他のMS検出条件の変更による対処法として考えられるのが分解能の変更である。選択性に問題がある場合，分解能を高くすることでその問題が改善される可能性がある。分析法開発においては，感度面および選択性の面からQ1（タンデム質量分析装置でm/z分離を行う最初の四重極部位）のプリカーサーイオンおよびQ3のプロダクトイオンについて最適な分解能を検討しておくことが望ましい。MS条件の変更によって選択性の問題が改善しない場合は，前処理の変更か，あるいはLCによる分離で対応する必要がある。

❽コンタミネーションの確認

　一連の試料の測定時に，ブランク試料のクロマトグラムにおいて分析対象物質と同じ保持時間にピークが認められる場合，キャリーオーバーかコンタミネーションの疑いが考えられる。キャリーオーバーはすでに第Ⅱ章で解説されているように，高濃度試料が次注入以降の測定に影響を与える現象のことである。コンタミネーションは，前処理や測定などにおいて分析対象物質がブランク試料に誤って混入する現象のことをいう。このように，両者は現象として異なることから切り分けて対処する必要がある。ただし，問題が発生した場合，どちらの現象によるものなのかは判別がつきにくいため，観察しながら検証を重ねていく必要がある。

　ブランク試料においてピークが確認されたとき，それが再現性のある現象なのか否かを検討する必要がある。ピークの確認されたブランク試料を何回か注入した場合にピークが減少しているようなケースは概してキャリーオーバーの可能性が高く，そのブランク試料を何回測定しても常に同じような強度のピークが得られる場合は，コンタミネーションの疑いも考えられるほか，選択性に問題があるというケースも別に考えられる。

　コンタミネーションの検証は，前処理工程一つひとつに検証を重ねることで，どこで混入しているのかを追及する。具体的な方法としては，前処理に用いる標準溶液や試薬などに分析対象物質が混入していないかを，実際にそれらの溶液を注入するなどして確認する。マトリックスの代わりに，水など分析対象物質を確実に含んでいない溶媒を用いてブランク実験を行う方法もよく用いられる。

　十分な前処理を行っていない，いわゆるCrudeな試料を扱う分析系においては，LC流路内の汚れの蓄積に十分留意する必要がある。キャリーオーバーの影響がないような分析法を開発したにもかかわらず，LC装置の汚れによってキャリーオーバーが発生しやすい状況になっている可能性も高いため，メンテナンスを実施した時期なども確認しながら注入口や洗浄ポートなどの洗浄やパーツの交換を行い，症状が改善しないかを再度確認する。

　カラムスイッチングのような複雑なシステムの場合，キャリーオーバーなど試料の汚染によるシステムトラブルを誘発する可能性も高くなるため，測定前のシステムチェックなどによるより一層の注意が必要と考えられる。

❾複数の分析対象物質を同時定量する場合の注意点

　未変化体と代謝物のように，複数の分析対象物質を同時定量する場合において発生するトラブルでは，分析対象物質が互いに影響し合う可能性を検討する必要がある。前述したようなクロストークやインソース分解による影響も，未変化体や代謝物といった構造が類似している分析対象物質間において起きる可能性が高いため注意が必要である。

　また，ある分析対象物質の標準物質に別の分析対象物質が不純物として含まれるといったケースも考えられ，このために選択性が得られない可能性がある。その場合，標準物質の純度と各分析対象物質の定量範囲の濃度域の差によって考察することができる。例え

ば，化合物Aと化合物Bの同時分析法においてAとBの定量範囲が同じであるとき，Aの標準物質がBを15％含んでいた場合に，Aの標準物質によるBの定量値への影響は15％と見積もることができる（イオン化効率を同程度と仮定した場合）。このように，標準物質が単一成分の不純物を多量に含有している場合や，各分析対象物質の定量範囲の濃度域の差が大きい場合には，別の分析対象物質からの妨害によるリスクを評価する必要がある。

　以上のように，複数の分析対象物質を同時定量する場合は，発生するトラブルの現象が複合的となる可能性もあるため，それぞれの可能性を十分に検証しながら一つひとつ対処していく必要がある。

⓾MSのメンテナンス

　分析法開発やバリデーションにおいて十分感度が得られた分析法であっても，繰り返しの測定や別の測定系を合間に入れたことによって装置のコンディションが変わり，感度低下や検量線の飽和が起こることがある。これらは，主にイオン源の洗浄やスプレーの最適化により改善されることが多い。また，LC/MSの場合は気化が不十分なときに飽和が起こることも多く，スプレイヤーから噴霧される液滴の状態を常日頃から観察しておくことも重要である。特にLC移動相の流速が高い場合や水系が豊富な移動相条件の場合は注意が必要である。かつての装置では，スプレーノズルの角度やイオン導入口までの距離などを十分に検討する必要があったが，昨今の装置ではイオン源がかなり改良された恩恵もありその必要性はかなり低くなった。しかしながら，現在の装置でイオン源のすべての問題が解消されたわけではないため，スプレーノズルの位置や先端の状態を仔細に最適化することがイオン化効率に大きく影響しうる。一般的に，スプレーされた外側に気化状態もよい良質なイオンが豊富とされており，昨今の装置ではスプレー方向に対して斜めか直角の位置にイオン導入口を設置しているケースが多い。そのため，例えばLC移動相の流速が高いような分析条件の場合は，スプレイヤーをイオン導入口から遠ざけるような位置に設定するとイオン導入量が上昇する場合がある。

　MS検出器の劣化や汚れが原因で飽和や感度低下が起こる可能性もあるため，定期的および必要に応じた交換をしておくことが望ましい。また，四重極の汚れが原因と考えられるケースもあるが，四重極の洗浄は装置メーカーに依頼が必要であり，真空を解除してから測定できる状態に戻るまで数日かかる場合もある。バイオアナリシスの測定をほとんど毎日のように行っている装置の場合，少なくとも一年に１回か半年に１回程度装置メーカーによる定期点検を実施し，四重極の洗浄を行うことをお勧めしたい。

　昨今の装置ではさまざまな工夫が取り入れられており，真空を解除することなく四重極のかなり手前まで分解して簡単に洗浄することができる構造になっている。LC流路およびイオンソースなどMS低真空領域の日常のクリーニングを行うことで高真空領域への汚染を抑える工夫などをしておきたい。イオン源の汚れが原因となって，モニターイオンのベースラインが上がってしまい，結果として感度低下が認められるケースもある。なお，イオン源やイオン導入口などを分解洗浄した場合は，一時的にベースラインが上昇してし

まうケースもあるため，分解洗浄後はLCから移動相をしばらく噴霧するなどして，時間をおいてから注入試料を測定することをお勧めしたい。

また，ある分析を実施していた期間中にまったく別の測定系で使用した場合，分析条件によっては感度低下の原因となる場合があるので注意が必要である。例えば，トリフルオロ酢酸のような強酸はLC流路などにも残りやすい性質を持つが，このような強酸を用いた分析の後に測定を行う場合は特に注意が必要である。そのため，分析法の確立や前回の測定から期間が空いているような場合は，装置のコンディションや使用履歴を確かめ，場合によってはメンテナンスなどが必要になることも考慮に入れておくべきである。

これら装置のメンテナンスなどを実施しても改善しない場合，MSの検出条件を変えて対応する方法もある。検出器の電圧値を高く設定することで感度が上昇する場合があるが，設定値上限付近は飽和の現象を引き起こしやすい場合もあるため注意が必要である。また，分解能を低くしたり透過率を高めたりすることで感度を上昇させることも可能であるが，選択性が低下する可能性も生じるため慎重な判断が求められる。場合によっては，パーシャルバリデーションの実施も必要であることを肝に銘じておきたい。

ISRの実施にかかわる留意点

1 実施方法

1 試料の選択

　一般的には，以下の条件を考慮してIncurred Sample Reanalysis（ISR）の対象試料を選択する。
①通常，最高血中濃度および消失相付近の試料を含める。
②多くの異なる個体を含める。
③初回の定量値がLLOQ以上である（パブリックコメント回答109参照）。

　現実には以下の点も考慮することになる。
④その試料の残量がISRを実施できる十分な量である。
⑤その試料の安定性が保証されている期間および凍結融解回数の範囲内でISRが実施可能である。

　本ガイドラインには規定はないが，上記の①〜⑤の条件を満たす試料が多数あるのであれば，以下の条件も考慮するとよい。
⑥バリデーション試験ではLLOQでの真度・精度の合格基準が低濃度QC試料の真度・精度の合格基準よりも5％大きくとられていることや，LLOQ付近の試料をISRのために再分析するとLLOQ未満の定量値を与える可能性があることを考慮して，初回の定量値がLLOQの3倍以上である試料を選択する[9),10)]。
⑦ISRにおいて検量線の上限を超えるレスポンスが観察され定量値が得られない可能性があるという観点から，初回の定量値を得たときに検量線上限近辺（検量線最高濃度の80〜100％）のレスポンスを示した試料は避ける[10)]。
⑧当該試験の実試料を代表するように，薬物濃度などの観点から幅広い試料を選択する[9)-11)]。均一な分散である必要や，最高濃度・最低濃度を厳密にカバーする必要はないと考えられる。

2 ISRの実施

ISRはバリデーション試験で確認された安定性期間を考慮し，初回分析とは異なる日に別の分析単位で実施される．ISRの目的が安定性の確認ではなく再現性の確認であることを考慮して，初回分析時からあまり大きく離れない時期にISRを実施することが望ましい[9), 12)-15)]．また，本ガイドラインに規定はないが，初回の定量値を得る際に希釈を行った場合には，ISRの実施においても同じ希釈を行うとする意見が多くみられるが[9), 10), 13)]，分析対象物質を一成分とする分析法に限定した議論と思われる．多成分分析法における試料希釈については後述する．

3 TK試験におけるISR

Toxicokinetics (TK) 試験の場合，ISRは通常一つの分析法ごとに同一動物種における同一マトリックスを対象として1回実施すればよい（Q&A 8）．このことはヒトと比べて，TK試験に用いられる動物の質は均質であるためと考えられる．また，用法・用量などが本試験〔Good Laboratory Practice (GLP) 試験〕と同様の試験デザインであれば，非GLP試験であるTK予備試験などの実試料でISRを実施することも可能である．

TK試験では一般に複数用量の薬剤が投与され，その用量範囲は広く設定される．TK予備試験も含めると分析法の構築時期は比較的早く，血中濃度推移についても事前に十分な情報が得られていない．そのため，実試料の濃度範囲が低濃度もしくは高濃度に偏る可能性がある．また，試験に用いる動物数の削減や動物の負担の軽減のため採血量が限定されることが多いが，再分析やISRの実施に支障が出ることがある．

TK試験では実試料数が臨床試験よりも少なく，ISRに用いる試料数が少なくなる．本ガイドラインではISRを実施する最低本数については定めていないが，The Global CRO Council (GCC) およびEuropean Bioanalysis Forum (EBF) では20本程度を最低本数としているので参考にされたい[9), 14)]．

試料の選択では，■「試料の選択」で述べたように，①～⑤の条件を満たす試料をピックアップしたのち，⑥～⑧の条件を考慮する．このとき，低用量ではC_{max}付近しか定量値が得られない場合が考えられる．その場合には適宜不足分を高用量の実試料で補い必要本数を確保する．

4 臨床試験におけるISR

臨床試験の場合，ISRは薬物動態（Pharmacokinetics；PK）を主要なエンドポイントにした代表的な試験ごとに実施される（Q&A 9）．

試料の選択では，TK試験と同様に，■「試料の選択」で述べたように，①～⑤の条件を満たす試料をピックアップしたのち，⑥～⑧の条件を考慮する．個体差の影響が大き

いと考えられるので，できるだけ被験者の重複を避けてISR用の検体を選択することが望ましい。

GCCおよびEBFでは1被験者あたり2試料（1試料は最高血中濃度，1試料は消失相付近）を選び，できるだけ多くの被験者を選ぶことを推奨しているので参考にされたい[9),14)]。

5 多成分同時分析法におけるISR

本ガイドラインでは明記されていないが，多成分同時分析法も測定結果の利用目的によってはISR実施対象になりうる。多成分同時分析法は日米EU医薬品規制調和国際会議（International Conference on Harmonization of Technical Requirements for Registration of Pharmaceuticals for Human Use；ICH）M3（R2）〔通称MIST（Metabolite in Safety Test）ガイダンス〕に対応して用いられることが多いが，段階的アプローチの最終段階でフルバリデーションが実施された分析法をISRの対象とし（パブリックコメント回答99），途中段階の分析法はISR対象外という考え方もあるであろう。

多成分同時分析法のISRは1成分分析法よりも考慮すべき点が多く認められることから，海外でも多くの議論がなされてきた。本ガイドラインではISR対象試料に，通常最高血中濃度と消失相付近の試料を含めることが言及されているが，未変化体と代謝物はC_{max}を与える時点が異なることが多い。このため多成分同時分析系で分析対象物質ごとにすべての選択条件を満たす実試料を機械的に選択すると，ISRの測定本数が増大する[12)]。また，希釈倍率を初回の分析時に合わせようとすると，同じ試料を複数の希釈倍率で測定する必要があるかもしれない。

このような課題に対応して，測定時点の選択に関してはその試験で重要な分析対象物質の血漿中濃度プロファイルを優先するという考え方がGlobal Bioanalysis Consortium（GBC）より推奨事項として公表されている[10)]。また，希釈倍率については多成分同時分析法に限っては初回の分析時の倍率にこだわらずに，信頼できる測定値が得られる適切な倍率であれば問題ないとする考え方が報告されている[9)]。

試料の選択で希釈倍率の問題を回避することもできる。例えば，**図Ⅲ-10**のような事例で機械的に試料を選択すると投与後2時間の試料が選択される。しかし，この試料では未変化体のISR測定のために3倍希釈して分析する一方，代謝物のISR測定のために無希釈で分析する必要があり，試料の残量によっては実行できない場合も考えられる。このような場合，代わりに投与後4時間のように1回の測定で未変化体と代謝物の両者が測定可能である時点を選択するのは妥当であると考えられる。

6 その他

尿試料は尿中濃度の意義によってはISRの対象とはならない（Q&A 7）。また，脳や肝臓などの組織試料についても，分析の意義によってはISRは不要と考えられる[9),12)]。

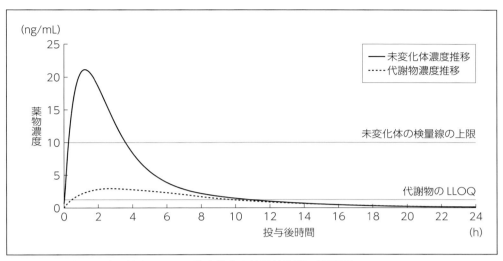

図Ⅲ-10 2成分同時分析法における濃度推移と検量線範囲の関係例

　小児を対象とする医薬品開発において薬物動態を主要なエンドポイントとする試験を実施する場合など，本ガイドラインに従ってISRを実施するには試料が不足する場合が考えられる[12]。この場合は個別試料ではなくプールした試料でISRを実施することが妥当かもしれない[13), 15)]。

2 計画書，報告書での記載例

　ISRについては，本ガイドラインの「5.3. ISR」に明記されており，これに従って実施計画を立案し実施する必要がある。また，実試料分析においてISRを実施した場合には分析法の妥当性に関する結果として，分析法バリデーションにおいて実施した場合にはバリデーション結果として報告し，分析法の妥当性について考察をする。

1 試験計画書の記載

　試験計画書にはISRの実施方法，判定基準に加え，ISRの評価基準を満たさなかった場合の対応方法について明記する。実際の記載例を**表Ⅲ-2**に示した。

2 試験報告書の記載

　試験報告書では，少なくともISR実施方法と判定結果を記載する。実際の記載例を**表Ⅲ-3**に示した。これに加えて，初回の定量値とISRにより得られた定量値および乖離

表Ⅲ-2 試験計画書記載例（実試料数が1,000検体を超えない場合）

1. ISR実施方法

    ISRは安定性が保証された期間内で，初回の分析時と異なる日に別の分析単位で実施する。以下の条件を考慮し，ISRを実施する実試料を決定する。
    (1) ISRを実施する実試料数は，全実試料数の10％（小数点以下切り上げ）とする。
    (2) 可能な限り，以下のように試料を選択する。
        ― 最高血中濃度および消失相付近に採取された試料を含める。
        ― できるだけ多くの個体を含める。
        ― 初回の定量値がLLOQ（1.00 ng/mL）以上の試料を選択する。なお，LLOQの3倍にあたる3.00 ng/mL以上の試料を優先する。

2. 判定基準

    初回の定量値とISRにより得られた定量値の乖離度を下記の計算式より算出する。ISRを実施した試料のうち，少なくとも3分の2以上の試料において乖離度が±20％以内の場合，再現性があると判定する。

    $$乖離度(\%) = \frac{ISRにより得られた定量値 - 初回の定量値}{初回の定量値とISRにより得られた定量値の平均値} \times 100$$

3. 結果の取扱い

    ISRにより得られた定量値は，分析法の妥当性の確認を目的としているため，実試料の定量値としては使用しない。また，ISRの評価基準を満たさなかった場合は，分析を中断し原因を調査し，必要に応じて分析法を改良する。

表Ⅲ-3 試験報告書記載例（実試料数が1,000検体を超えない場合）

1. ISR実施方法

    ISRは安定性が保証された期間内で，初回の分析時と異なる日に別の分析単位で実施した。以下の条件を考慮し，ISRを実施する実試料を決定した。
    (1) 本試験の実試料数が400本であったことから全実試料数の10％にあたる，40本についてISRを実施した。
    (2) 以下のように試料を選択した。
        ― 最高血中濃度および消失相付近に採取された試料を含めた。
        ― できるだけ多くの個体を含めた。
        ― 初回の定量値がLLOQ（1.00 ng/mL）以上の試料を選択した。なおLLOQの3倍にあたる3.00 ng/mL以上の試料を優先した。

2. 判定基準

    初回の定量値とISRにより得られた定量値の乖離度を下記の計算式より算出した。ISRを実施した試料のうち，少なくとも3分の2以上の試料において乖離度が±20％以内の場合再現性があると判定した。

    $$乖離度(\%) = \frac{ISRにより得られた定量値 - 初回の定量値}{初回の定量値とISRにより得られた定量値の平均値} \times 100$$

3. 結果

    ISRの結果を表●に示した。ISRを実施した実試料のうち，乖離度が±20％以内の試料は●％であり，判定基準を満たした。したがって，再現性はあると判定した。

度をまとめた表を添付する。

3 ISRを成功させるための留意点

　ISRの経緯およびその必要性については,「第Ⅱ章 5.3. ISR」にて説明のとおりである。実試料の定量値に対する信頼性は,検量線およびQC試料だけでは十分に担保しきれていないため,実試料の再現性を評価することで定量値の信頼性を担保しようとするのがISRの目的である。よって,ISRを成功させるためには,検量線およびQC試料のようなブランクマトリックスに濃度既知の標準物質を添加した調製試料と実試料との違いを十分に考慮する必要がある。

　検量線およびQC試料と実試料の違いとして最も注意が必要な点は,実試料には投与された薬物の代謝物が含まれていることが多いことである。試験の目的によって併用薬などの薬物が投与されている場合は,実試料中に併用薬およびその代謝物も含まれている。ほかにも,患者や疾患モデル動物などから得られた実試料の場合も注意が必要である。市販などで入手可能なブランクマトリックスの多くは健常人や正常動物（コントロール）から採取されるため,脂質の量が違うなど実試料とはマトリックスの性状が異なる場合がある。よって,これら代謝物や併用薬の存在やマトリックスの性状の違いが結果に影響を与える因子となりうる。また,ブランクマトリックス中における分析対象物質（QC試料）の安定性が十分に確保されている場合でも,これらの違いにより実試料では安定性が確保できない可能性もあり注意が必要である。

　White Paper[11]やEMAのガイドライン[1]にも記載されているとおり,分析対象物質が,ラクトン環やエステル結合など化学的に不安定なことが知られている構造を含む場合には,安定化剤を添加する,保存条件を工夫するなど,必要に応じて検討が必要である。また,グルクロン酸抱合体,特にアシルグルクロン酸抱合体のように反応性も高く,分解によって未変化体に戻ってしまうような代謝物が実試料に存在することが明らかな場合は,代謝物の安定化にも配慮する必要がある。さらにプロドラッグが投与されている場合も同様の注意が必要となる。

　分析法開発の段階で分析対象物質に容易に変化する代謝物の存在が明らかな場合は,分析対象物質とその代謝物をクロマトグラム上で十分に分離しておくことも重要である[16]。特に代謝物に構造異性体が多く存在し,それらの存在量に大きな差がある場合,たとえ分析法開発やバリデーションにおいて各成分の分離を十分に確保したつもりでも,実試料の分析では十分ではなかったり代謝物のピークに分析対象物質のピークが包含されたりするケースもあるので注意が必要である。また,実試料にはそれまでの開発段階では確認されていなかった未知代謝物が含まれている可能性もある。そのため,クロマトグラム上に今まで認められなかった未知ピークが得られたときは十分に注意する必要がある。未知ピークのレスポンスが経時的に変化するような場合は,測定に影響を及ぼす代謝物の可能性もあり,レスポンスが十分に大きくこれまでに得られている測定値に影響があると考えられる場合は,早急に開発関係者へ報告し対策を議論することをお勧めしたい。

試験中にISRを実施するときも考慮が必要である。ISRの測定は，初回測定時とは異なる測定バッチで実施する必要があるが，ISSにより明らかになるような安定性に関する懸念を排除する意味も含め，初回測定時からあまり大きく離れない時期に実施することが望ましい。なお，GBCからISRに関するBest Practicesが紹介されているのでこちらも参考にしたい[10]。

このように，ISRを成功させるためには分析対象物質の情報をはじめとして，代謝物情報，実試料のマトリックス情報などをあらかじめ把握したうえで分析法開発を進め，より堅牢性の高い分析法を構築しておくことが最も重要である。

4 ISRが失敗した際の対応

ISRが成立しない原因は，大きく二つに分類することができる。一つは，ヒューマンエラーによるものであり，もう一つは分析法の堅牢性を落とす種々の問題によって引き起こされるものである。これらについて図Ⅲ-11にまとめた。

ISRが成立しなかった場合，まずはヒューマンエラーがなかったかを検証しながら，分析法の堅牢性についても同時に究明する必要がある。2009年の第3回Calibration and Validation Group（CVG）のワークショップでは，これらをAssignable Cause（突き止められる原因），Probable Cause（推測される原因），No Assignable Cause（突き止められない原因）の3つに分類したアプローチが必要と述べている[17]。ISRが成立しない原因には，これら3つやあるいはそれらが複合的に重なっている場合が考えられるため，データに表れている現象からさまざまな仮説を立てて対応する必要がある。以下，ISRが失敗した際の対応について解説する。

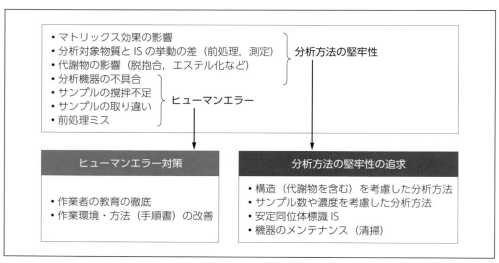

図Ⅲ-11 ISRが成立しない原因

1 ヒューマンエラーについての対応

　ヒューマンエラーは，前処理や測定における操作ミスによるものが考えられる。初回測定とISR測定についてクロマトグラムなどの測定結果から，操作ミスが疑われる点はないかをよく観察することが重要なポイントとなる。

　ヒューマンエラーによるISR失敗事例としてよく挙げられるのが，血漿など実試料の撹拌不足によるものである。実試料の撹拌が不十分なために，実試料内の分析対象物質が不均一，または溶解性が十分でないことから定量値に影響を与える場合がある。ほかにも容器に対して実試料が多すぎ，その容器の空隙が小さいために実試料が十分に撹拌しきれないケースや，逆に容器に対する実試料量が少なすぎるために保存中に容器内で実試料が濃縮されてしまうなど，実試料量と容器サイズの関係が重要なポイントとなりうることも留意しておきたい。

　また，標準溶液に何らかの不具合が生じた場合にISRが外れるケースも想定される。例えば，初回測定時とISR測定時において調製ロットの異なる標準溶液を使用して検量線およびQC試料を調製した際に，その検量線およびQC試料の調製の問題に起因してISRが外れるといった事例も考えられる。このため，新規に調製された標準溶液が先に調製された標準溶液と差がないことをあらかじめ確認しておくことが重要であり，ISRが外れた際にも再度その可能性について検証すべきである。ほかにも，前処理操作中や測定時のチェックは必ず実施したうえでもISRが外れた場合には，注入試料の取り違えや測定条件などに間違いがなかったかなどを再度確認すべきである。その際，ISレスポンスの変動や分析対象物質の保持時間やピーク形状について，他の測定バッチと比べるなど仔細に観察することも重要となる。例えば，ある試料のISレスポンスが，同一測定バッチ内の他の試料のISレスポンスと比較して著しく大きいような場合は，ISの二重添加などの操作ミスも考えられる。なお，同一測定バッチ内のISレスポンスの変動をモニターし，変動割合についても判定基準を設けるべきとする見解も多い[18), 19)]。

　なお，ISRの成功失敗にかかわらず，ヒューマンエラーが発生しやすい箇所については標準操作手順書（Standard Operating Procedures；SOP）を整備するなど手順を準備していく必要があり，ヒューマンエラーが起きにくい作業環境の構築や人材の育成に徹底することが測定施設として最も重要である。

2 分析法の堅牢性に問題がある場合の対応

　ISRが失敗した原因がヒューマンエラーである可能性が低いと思われる場合は，科学的な事象により分析法そのものの問題が顕在化した可能性も考慮する。その場合，その原因がどこにあるのかを追究し分析法の改善に努める必要がある。

　分析結果のうち，まず確認すべきはISRの測定バッチだけでなく初回測定時のクロマトグラムである。すなわち，分析対象物質および代謝物などその他のピークとの分離状況を

十分に確認する必要がある。「第Ⅲ章 3.3. ISRを成功させるための留意点」でも解説したとおり，実試料では分析対象物質や代謝物の濃度が未知であるため，例えば同じクロマトグラム上にピークが複数存在する場合は，各成分の存在量や分離状況によっては定量値に大きな影響を与える可能性があり注意が必要である。また，検量線の上限を超えるような高濃度の実試料がある場合，キャリーオーバーの影響によって次注入の実試料の定量値に影響を与えていないかを十分に確認する必要がある。

　ISR測定において初回測定値を再現しない場合の原因を調査する際，どんな傾向がデータに表れているかを検証することも重要なポイントとなる。例えば，分析対象物質の定量値が測定するごとに減少する傾向にある場合は，実試料中の分析対象物質の安定性が問題となっていることも原因と考えられる。実試料中に含まれ，かつブランクマトリックスには含まれていない何らかの因子が分析対象物質を分解するなどの安定性の問題も考えられる。例えば，患者から採取された実試料の場合，代謝性アシドーシスやアルカローシスによりpHに偏りが生じ，分析対象物質が分解する現象がその一例である。逆に分析対象物質が測定のたびに増加する傾向にある場合は，プロドラッグが投与されている，あるいは抱合体代謝物が存在するのであれば，凍結融解の繰り返しによってそれらが分解し，未変化体に変化している可能性も検証する必要がある。また，稀に標準溶液の安定性に問題がある場合もISRが外れる原因となる。バリデーションにおいて十分に確認された安定性保証期間内であっても，バリデーションでの確認時とは調製量や使用履歴が異なることにより標準溶液の安定性に問題が生じる可能性がある。そのため，標準溶液や前処理試薬などの管理を十分に行っておく必要がある。ほかにも，移動相やLCカラムなどが初回時とISR測定時で異なっているなど，それぞれの項目を検証することでISR失敗の原因を追究することも重要である。また，装置の汚染などによる影響から定量値がばらつきやすくなっている可能性もある。ISのレスポンスや分析対象物質の保持時間がばらつくなど何らかの異変がみられた場合は，分析装置のメンテナンスを実施することでそれらの異変が改善しないかを確認する必要がある。

　一方，傾向がつかめない場合は，マトリックス効果など実試料に特異的な現象が影響している可能性を考慮し，測定条件の変更によって定量値への影響が改善しないかを検討する必要がある。例えば，分析対象物質の保持を強くするなど，測定条件の変更により定量値がどのように変化するかを観察するなどといった方法も考えられる。

　分析法の堅牢性に問題がある場合は，その原因を追究した結果，分析法の変更を余儀なくされることもあり，その内容に応じてパーシャルバリデーション（もしくはフルバリデーション）を実施するといった分析法変更の手続きを取る必要がある。ごく軽微な変更の場合は，パーシャルバリデーションの実施は不要と判断される場合もあるが，改良した点が明らかとなるような記録を生データに保存しておくべきである。また，原因追究の結果，例えば血漿に安定化剤を加える必要があるなど，分析法に大幅な変更が必要となった場合は，フルバリデーションを再度実施する必要がある。原因追究のためには，分析法開発の段階に戻って再度検討しなければならない可能性もある。場合によっては，検出法を

LC/MS以外のものに変更する可能性もある。新たな分析法を確立し直した場合は，再度バリデーションを実施し，安定性保証期間内であるなど可能な場合は，すべての実試料を再分析する。安定性期間を超える場合や安定化剤の追加などにより測定するマトリックスが変わった場合は，投与試験からやり直す必要がある。分析法開発の段階に戻っても原因の解決に至らなかった場合の対応については，各社のポリシーに従って進めなければならない。

　以上，ISRを成功させるための分析法開発時の留意点と成立しなかった場合の対応について述べた。ISRの議論については，実施方法などは各極ガイドライン化されたことによりほぼコンセンサスが得られているものの，ISSのほかにもIncurred Sample Accuracy（ISA）といった実試料の測定誤差に関する議論など，医薬品開発のプロセスにおいてISRをどのように利用すべきかといった議論にまで発展しており，今後の議論にも注目する必要がある[13), 18)-21)]。

4 今後の展望

　ガイドラインでは評価項目が整然と記載され，評価内容が具体的に示されているゆえに，ともすれば細部にとらわれて大勢を見失いがちである．ガイドラインを遵守するだけのものとしてみるのではなく，分析法の妥当性を示すために何が必要であるのかを科学的な観点から考えなくてはならない．

　本項では，生体試料中薬物濃度分析における留意点，問題点とともにそれらの今後の展望について述べる．評価内容を記載した第Ⅱ章の該当箇所と併せて読んでいただき，ガイドラインの趣旨に沿い，かつ科学的に意義のあるバリデーション試験実施のための一助としてほしい．

1 ブランク試料中の妨害物質およびマトリックス由来成分による影響

　本ガイドラインの「4.1.1. 選択性」の項では，希少なマトリックスを使用する以外は，少なくとも6個体から得られた個別のブランク試料を用いて評価することになっている．また，「4.1.5. マトリックス効果」の項では，少なくとも6個体から得られたマトリックスを用いることになっている．しかし，実試料分析を実施するうえで個体差が大きいヒト試料などでは，6個体のマトリックスから得られた情報では十分でない場合がある．実試料分析時にも分析対象物質およびISのレスポンスに対する妨害あるいは影響に常に留意しておく必要がある．

　実試料では製剤中分解物質，不純物や代謝物が生体試料に存在するほか，一部の試料は溶血している可能性がある．また，毒性試験や患者対象の臨床試験から採取された生体試料では，内因性物質の濃度が健常人のそれとは異なる場合も多い．加えて，開発段階が進むにつれ，臨床試験で得られた実試料には併用薬とその代謝物も含まれることを想定しなくてはならない．しかし，フルバリデーションを実施する段階で，すべてを想定して確認することは過剰品質である．

　このような観点から，フルバリデーションが終わった分析法を盲目的に信頼するのではなく，実試料分析においてクロマトグラムのベースライン，分析対象物質およびISのピーク形状やレスポンスなどの変動に気を配り，初期バリデーションを実施したときの真

度，精度が恒常的に再現できているか絶えず配慮することを推奨したい。

なお，GBCのHT S1，S2，S3は，臨床サンプル測定の評価を確固たるものにするため，6個体のマトリックスのうち，男性のマトリックス2検体，女性のマトリックス2検体，高脂質のマトリックス1検体，溶血マトリックス1検体を使用することを勧めている[19]。

今後，個別事例の報告や新規装置の普及により，実試料分析の信頼性向上に向けて議論の発展を期待している。

2 検量線の定量範囲とLLOQ

実試料分析において検量線用標準試料のLLOQまたは検量線の最高濃度が基準を満たさなかった場合には，これらの次の濃度の検量線用標準試料をLLOQまたは検量線の最高濃度としてよいとなっている。最高濃度の変更は希釈測定などにより再分析によって補える。しかし，LLOQが試験ごとに変わると，解析結果の精度あるいは検出力が変わりPK解析などにおいて同じ土俵で評価するのに障害となる場合がある。検量線用標準試料のLLOQまたは検量線の最高濃度の変更はガイドラインで認められているが，前述の場合などを考えると変更にはリスクが伴わないことを十分に確認し実施すべきであろう。推奨すべき方法は，実試料分析において検量線用標準試料のLLOQまたは検量線の最高濃度を変更しなくてもよいように，試験法を確立する際に妨害あるいはクロマトグラムのノイズレベルを十分検討し，再現性の高い堅牢な試験法を確立することである。

3 同時定量法における標準溶液調製

未変化体や代謝物といった複数化合物についての同時定量法を確立した場合，それら複数化合物の標準溶液の取り扱いについての議論がなされているが合意には至っていない。

バリデーションの標準溶液安定性について，複数化合物を同一溶液で調製する混液について確認した場合，その後の実試料分析において分析対象物質がそのうちの一化合物だけになった場合でも，バリデーションのときと同様に複数化合物の標準溶液を混液で調製するケースが多く，分析対象物質一化合物のみで標準溶液を調製するのは稀なケースとなっているのが現状のようである。おそらく，安定性に対する懸念からバリデーション時の調製方法を安易に変更すべきではないとする考えからこのような対応が取られているものと思われる。しかしながら，標準溶液の調製において単一か複数化合物かの違いによって安定性に問題があったという正式な報告はなく，その必要性について疑問視される声もある。

なお，未変化体のみのバリデーションを取得し，後から代謝物を追加してバリデーションを取得した場合や，各化合物について単一調製した溶液と複数化合物を混液として調製した溶液のそれぞれについて安定性を確認した場合にはこのような問題は生じない。

4 安定性試験

　生体試料中の分析対象物質の安定性評価をする際，一般にブランクマトリックスに標準溶液を添加した試料（標準添加試料）が用いられる。溶解度が低い薬物では，高濃度側の標準添加試料を調製することが困難な場合がある。安定性試料においては溶媒の影響を最小限にする必要があることから，高濃度側の標準添加試料の濃度を低く設定せざるを得ないケースもありうるだろう。薬物の物性に合わせた適切な評価方法を考慮する必要がある。

　また，マトリックス中の酵素の影響が懸念される場合は，ブランクマトリックスと実試料の酵素活性の差が問題となる。このような場合は，ブランクマトリックスも実試料と同様になるべく新鮮なものを使用することが望ましい。

　一方，標準添加試料と実試料の差として最も注意しなければいけないのは代謝物の存在である。実試料は分析対象物質の代謝物を含み，代謝物によっては分析対象物質に容易に変換し試料保存中に分析対象物質の濃度が上昇することは古く1990年代より指摘されてきた[24),25)]。分析対象物質に変換する代謝物としてはアシルグルクロン酸抱合体がよく知られているが，ほかにも多くの報告がある[22),26)]。このように，バリデーション試験で実施された安定性試験結果を実試料に適用する際には注意が必要である。このため実試料を用いて安定性を検討すること（ISS）の是非が現在議論されている[20),23)]。

　本ガイドラインが発出されたことにより，ISRを実施する機会が増えると思われる。ISRでは初回測定から間をあけずに2回目の測定を行うことから，ISRが成立したからといって実試料の安定性が担保されたことにはならないが，同一試料を複数回測定することから，実試料での安定性に懸念があることに気付くケースが増えると予想される。ISRに失敗し実試料での安定性が一因として考えられる場合には，実試料での安定性を検討し安定化方法を検討するとよい。

　しかし，ISRの失敗をしてから安定化方法を模索し，必要に応じて再バリデーションを実施するのは時間的損失を招く。また，試料採取時に安定化をしなくてはならない場合は臨床試験やTK試験を再度実施することも視野に入れることとなるが，倫理的に適切でない場合もあるであろう。このような観点から，分析法開発の段階において可能な限り実試料での安定性を考慮した検討が求められる。

5 パーシャルバリデーション

　フルバリデーションが実施された分析法について，分析機器の変更などを行う場合にはパーシャルバリデーションが実施される。パーシャルバリデーションで評価する項目は，本ガイドラインでは規定されておらず分析者が分析法の変更の程度とその性質を考慮して

設定する。他国のガイドラインやガイダンスでもパーシャルバリデーションの項目を定めたものはない。このような状況から国内外において多くの議論がなされてきているが、まだ十分な解決には至っておらず、現場では念のためにバリデーション項目を多めに設定している。必要性の低い試験項目は過剰品質であり、医薬品の開発スピードや開発費用に悪影響をもたらす。パーシャルバリデーションは医薬品開発の中で多く行われることから本件の解決が急がれる。

6 ISRのサンプル数

ISRのサンプル数については、「1,000を超えない実試料数に対してその約10%、1,000を超えた実試料数では、それに1,000の超過数に対して約5%に相当する試料数を加えた数を目安とする」と規定されており、EMAガイドライン[1]にも同様の文言がみられる。ただし、海外では議論が継続しており国際調和のなされていない状況であることは認識しておきたい。また、実試料数が少ない場合には最小限のISRサンプル数を考慮したほうがよい場合もある。

最終的にISRサンプル数について結論づけるのは難しいかもしれないが、その目的の意味を理解してISRを実施すべきである。

7 試料採取から分析施設での保存までにおける注意点

本ガイドラインは分析方法の妥当性を示すための必要事項を示したものであり、ガイドラインに従って評価された分析法を用いることで、多くの場合信頼に値する測定値を得ることができると考えられる。一方でガイドラインの趣旨を考えた場合、真に信頼できる測定値を得るには試料採取から測定までの試料の取扱いの妥当性が示されている必要がある。このため、分析対象物質によってはガイドラインで規定されていない事項にも注意を払う必要があるケースが存在すると思われる。

代表的な例としては、採血から血漿分離までの試料の取扱いの問題がある。本ガイドラインでは血漿中薬物濃度分析法バリデーションにおいては血液中安定性を評価することを想定していない。しかし、血球への移行が緩徐である薬物や血球移行性の温度依存性が高い薬物においては、生体での血漿中濃度を過小評価もしくは過大評価する可能性がある。また、血球側に著しく分布が偏る薬物では、わずかな溶血により血漿中濃度を過大評価する可能性がある。このように、分析対象と血球成分に特別な相互作用が懸念される場合には採血から血漿分離の間における試料の取扱いに特別な注意を払ったり、測定に用いるマ

トリックスを血液にすることを考慮したりする必要がある。

　安定性に懸念のある薬物の場合は，臨床施設および輸送中における分析対象物質の安定性についても注意を払うべきであろう。試料採取する臨床施設における一時保存条件や蓄尿時の保存条件などについても，バリデーション試験内でカバーすることが望ましい。輸送中の保存条件についてはドライアイスなどの残存または試料の凍結状態の維持を確認するだけでなく，温度ロガーや送付用QC試料を実試料とともに輸送することでより厳密に試料の安定性を担保することが可能である。

8 ISのレスポンス変動

　実試料の測定時や測定法を開発する際などにISのレスポンスの変動をモニターすることで有用な情報が得られることがある[18),27)]。例えば，IS添加量（入れ忘れや重複添加），マトリックス効果の個体差，溶血の影響といった注入試料に起因する変動やレスポンスのドリフトなど機器の変動を知る手掛かりになり，異常値の原因解明のための参考情報になると考えられている。ただし，ISモニタリングは分析単位の適否を判定するためではなく，分析状況を確認して分析結果の健全性維持のために用いる手法である。実施する際には，あらかじめ決められた基準に従ってISモニタリングし，すべての分析単位を通じて一貫した適用をすることが望ましい[19)]。標準的な手法はまだ示されてはいないが，最近，統計的な面も含めて議論され始めてきており[28)]，今後の議論展開には注目しておく必要がある。

9 測定値の表示

　本ガイドラインでは測定値の表示桁数について特に定めはないが，現状では3桁の有効数字で測定値を報告する事例が多くみられる。

　他分野を鑑みると，3桁の有効数字で測定値を報告した場合（例：8.76），最初の2桁は信頼できると解釈される[29),30)]。つまり8.76と測定値を報告したときは真の値は8.755～8.765の間にあると解釈される。これに対し，生体試料中薬物濃度分析においては測定結果を8.76 ng/mLと表記したとき，真の値は8.755～8.765 ng/mLの間にあるという意味ではなく，結果の表記方法に他分野との乖離が認められる。また，国際標準化機構（International Organization for Standardization；ISO）など7つの国際機関の共著で発行されたGuide to the Expression of Uncertainty in Measurement（GUM）では，「不確かさ」（測定値の精度に類似した概念）を測定値とともに報告することが提唱され[29),31)]，日本でも多くの分野でGUMに準拠したガイドラインが整備されている[32)-34)]。生体試料中薬物濃度分析においても，このような状況を受けて測定値の表示が変更される

可能性があるだろう。

10 DBS法を用いた場合の分析法バリデーションの留意点

　Dried Blood Spot（DBS）法は，治療薬物モニタリング（Therapeutic Drug Monitoring；TDM）やスクリーニングで利用されてきたが，測定試料の必要量が微量であることから，近年，規制下での生体試料中薬物濃度分析にも利用されている。
　DBS法は，微量の血液を濾紙にスポットして乾燥した後，一部をくり抜き，抽出し，測定するシンプルな方法であるが，その工程においてはいくつか注意すべき点がある。血液を濾紙にスポットする際のピペッティング技術（医療機関で操作する場合），濾紙における保存安定性，血液の均一性およびヘマトクリットの変動などが挙げられている[35]。
　DBS法の課題について，EBFでは共同体を結成し，希釈の妥当性，ヘマトクリット，ISの添加方法および保存安定性を対象として議論が進められている[36]。さらに，FDAではガイダンスによる規定も検討されており今後の動向に注意を払う必要がある。

11 統計学的見地からみた合格基準の妥当性

　本ガイドラインではフルバリデーション試験における真度および精度の合格基準をはじめ，さまざまな合格基準が規定されている。これらは2001年のFDAガイダンスや2011年のEMAガイドラインと同一の内容であり，国際調和の観点からは妥当な内容である。しかしながら，これらはわかりやすさ・達成しやすさをも考慮して設定されているために，科学的な理由で説明できるものばかりではない。
　例えば，本ガイドラインに従うと，バリデーション試験において精度が15％，真度が0％という結果が得られたとき，その分析法は合格基準を満たしたと判断される。しかしながら，この分析法を実試料分析に用い，本ガイドラインに従ってQCサンプルの分析結果を評価すると，当該分析単位を棄却して再分析を行う確率は35.4％という高い確率に達する[37]。バリデーション試験をかろうじて合格した分析法を実試料分析に使用すると，実試料分析でQCサンプルの合格基準を満たさない分析単位が多く発生することは他の研究者も統計学的に示している[38]-[40]。したがって，本ガイドラインのバリデーション試験の基準を絶対視せず，少しでも真度・精度の高い分析法を採用することは，実試料分析における合格率を上げ，実務者の業務を容易にすることになる。
　同様に，安定性の合格基準[41],[42]やISRの合格基準[43]についても統計学的な検討がなされており，ガイドラインの判断基準が絶対的なものではないことがわかる。

ガイドラインは申請者が取得するデータの質を一定に保つことを目的の一つとして設けられている。この目的に合致するのであれば，ガイドラインの合格基準とは異なるが科学的に妥当な合格基準を設定することは有益である。

　今後も統計学的な観点から，数値基準の妥当性に関する検討が加えられることが想定される。分析者としては本ガイドラインの活用に加え，統計学的な観点からも試験デザインやデータの妥当性を検討する姿勢が求められるであろう。

引用文献

1) EMA Committee for Medicinal Products for Human Use (CHMP). Guideline on Bioanalytical Method Validation. 2011 EMEA/CHMP/EWP/192217/2009
2) FDA. Guidance for Industry: Bioanalytical Method Validation. US Department of Health and Human Services, FDA, CDER, CVM, 2001
3) FDA. Guidance for Industry: Bioanalytical Method Validation Draft Guidance. US Department of Health and Human Services, FDA, CDER, CVM, 2013
4) 厚生労働省医薬食品局審査管理課長.「「医薬品開発における生体試料中薬物濃度分析法のバリデーションに関するガイドライン」について」(平成25年7月11日 薬食審査発0711第1号), 2013
5) 厚生労働省医薬食品局審査管理課長.「「医薬品開発における生体試料中薬物濃度分析法(リガンド結合法)のバリデーションに関するガイドライン」について」(平成26年4月1日 薬食審査発0401第1号), 2014
6) Booth B, et al. Workshop Report: Crystal City V—Quantitative Bioanalytical Method Validation and Implementation: The 2013 Revised FDA Guidance. AAPS J DOI: 10.1208/s12248-014-9696-2
7) 内藤康秀,他(編).マススペクトロメトリー関係用語集,第3版.日本質量分析学会, 2009
8) Morin LP, et al. Reliable procedures to evaluate and repair crosstalk for bioanalytical MS/MS assays. Bioanalysis 3: 275-283, 2011
9) Sangster T, et al. Recommendations on ISR in multi analyte assays, QA/bioanalytical consultants and GCP by Global CRO Council for Bioanalysis (GCC). Bioanalysis 4: 1723-1730, 2012
10) Fluhler E, et al. Repeat analysis and incurred sample reanalysis: recommendation for best practices and harmonization from the global bioanalysis consortium harmonization team. AAPS J 16: 1167-1174, 2014
11) Viswanathan CT, et al. Workshop/Conference Report—Quantitative bioanalytical methods validation and implementation: best practices for chromatographic and ligand binding assays. AAPS J 9: E30-E42, 2007
12) Fast DM, et al. Workshop report and follow-up—AAPS Workshop on current topics in GLP bioanalysis: Assay reproducibility for incurred samples—implications of Crystal City recommendations. AAPS J 11: 238-241, 2009
13) Timmerman P, et al. Incurred sample reproducibility: views and recommendations by the European Bioanalysis Forum. Bioanalysis 1: 1049-1056, 2009
14) van Amsterdam P, et al. The European Bioanalysis Forum community's evaluation, interpretation and implementation of the European Medicines Agency guideline on Bioanalytical Method Validation. Bioanalysis 5: 645-659, 2013
15) Rocci ML Jr, et al. Confirmatory reanalysis of incurred bioanalytical samples. AAPS J 9: E336-E343, 2007
16) Jemal M, et al. The need for adequate chromatographic separation in the quantitative determination of drugs in biological samples by high performance

liquid chromatography with tandem mass spectrometry. Rapid Commun Mass Spectrom 13：97-106, 1999

17) Savoie N, et al. 2009 White Paper on recent issues in regulated bioanalysis from the 3rd Calibration and Validation Group Workshop. Bioanalysis 2：53-68, 2010

18) Lowes S, et al. Recommendations on：internal standard criteria, stability, incurred sample reanalysis and recent 483s by the Global CRO Council for Bioanalysis. Bioanalysis 3：1323-1332, 2011

19) Woolf EJ, et al. Small molecule specific run acceptance, specific assay operation, and chromatographic run quality assessment：recommendation for best practices and harmonization from the global bioanalysis consortium harmonization teams. AAPS J 16：885-893, 2014

20) van de Merbel N, et al. Stability：recommendation for best practices and harmonization from the Global Bioanalysis Consortium Harmonization Team. AAPS J 16：392-399, 2014

21) de Boer T, et al. Incurred sample accuracy assessment：design of experiments based on standard addition. Bioanalysis 3：983-992, 2011（doi：10.4155/bio.11.36）

22) Li W, et al. Strategies in quantitative LC-MS/MS analysis of unstable small molecules in biological matrices. Biomed Chromatogr 25：258-277, 2011

23) Stevenson L, et al. 2013 White Paper on recent issues in bioanalysis：'hybrid' —the best of LBA and LCMS. Bioanalysis 5：2903-2918, 2013

24) Spahn-Langguth H, et al. Acyl glucuronides revisited：is the glucuronidation process a toxification as well as a detoxification mechanism? Drug Metab Rev 24：5-47, 1992

25) Dadgar, D, et al. Issues in evaluation of bioanalytical method selectivity and drug stability. J Pharm Biomed Anal 14：23-31, 1995

26) Jemal M, et al. Systematic LC-MS/MS bioanalytical method development that incorporates plasma phospholipids risk avoidance, usage of incurred sample and well thought-out chromatography. Biomed Chromatogr 24：2-19, 2010

27) Tan A, et al. Internal standard response variations during incurred sample analysis by LC-MS/MS：Case by case trouble-shooting. J Chromatogr B Analyt Technol Biomed Life Sci 877：3201-3209, 2009

28) EBFホームページ（EBF 2013公開資料）. BREAKOUT SESSIONS, SMALL MOLECULES/CHROMATOGRAPHY BASED. Interpretation and implementation of Guidance expectations：Internal Standard variability. http://bcn2013.europeanbioanalysisforum.eu/Slides/

29) 日本分析化学会（編）. 分析化学便覧, 改訂6版. 丸善出版, p535, 2011

30) James NM, 他. データのとり方とまとめ方—分析化学のための統計学とケモメトリックス, 第2版. 宗森 信, 他（訳）. 共立出版, pp38-40, 2004

31) James NM, 他. データのとり方とまとめ方—分析化学のための統計学とケモメトリックス, 第2版. 宗森 信, 他（訳）. 共立出版, pp119-123, 2004

32) JCGM. Evaluation of measurement data—Guide to the expression of uncertainty in measurement. 2008

http://www.bipm.org/utils/common/documents/jcgm/JCGM_100_2008_E.pdf
33) FAO/WHO. 測定の不確かさに関するガイドライン─CAC/GL 54-2004, 2004
   http://www.mhlw.go.jp/topics/idenshi/codex/06/dl/cac_gl54.pdf
34) APLAC. 試験における測定の不確かさ評価の解説と手引き. 2003
35) Viswanathan CT. Perspectives on microsampling：DBS. Bioanalysis 4：1417-1419, 2012
36) Timmerman P, et al. Update of the EBF recommendation for the use of DBS in regulated bioanalysis integrating the conclusions from the EBF DBS-microsampling consortium. Bioanalysis 5：2129-2136, 2013
37) 鹿庭なほ子. 医薬品の分析法バリデーション. 林純薬工業, pp94-100, 2003
38) Kringle RO. An assessment of the 4-6-20 rule for acceptance of analytical runs in bioavailability, bioequivalence, and pharmacokinetic studies. Pharm Res 11：556-560, 1994
39) Hubert P, et al. Harmonization of strategies for the validation of quantitative analytical procedures：a SFSTP proposal─part I. J Pharm Biomed Anal 36：579-586, 2004
40) Boulanger B, et al. A risk-based analysis of the AAPS conference report on quantitative bioanalytical methods validation and implementation. J Chromatogr B Analyt Technol Biomed Life Sci 877：2235-2243, 2009
41) Timm U, et al. A new approach for dealing with the stability of drugs in biological fluids. J Pharm Sci 74：972-977, 1985
42) Kringle R, et al. Statistical methods for assessing stability of compounds in whole blood for clinical bioanalysis. Drug Inf J 35：1261-1270, 2001
43) Hoffman D. Statistical considerations for assessment of bioanalytical incurred sample reproducibility. AAPS J 11：570-580, 2009

参考文献

- 中村 洋（監）. 菊谷典久, 他（編）. 分析試料前処理ハンドブック. 丸善出版, 2003
- 金井正光（監）, 奥村伸生, 他（編）. 臨床検査法提要, 改訂第33版. 金原出版, 2010
- 丹羽 誠. 薬物動態研究におけるLC/MS/MS定量入門. 情報機構, 2011

第 IV 章

資　料

薬食審査発0711第1号
平成25年7月11日

各都道府県衛生主管部（局）長　殿

厚生労働省医薬食品局審査管理課長
（公印省略）

「医薬品開発における生体試料中薬物濃度分析法のバリデーションに関するガイドライン」について

　医薬品開発における生体試料中薬物濃度分析法は，臨床薬物動態試験又は非臨床薬物動態試験（トキシコキネティクス試験を含む。）において，体内動態（吸収，分布，代謝及び排泄），バイオアベイラビリティ，生物学的同等性，薬物間相互作用等の評価に利用されているものですが，一連の分析過程を通して妥当性が適切に確認され，十分な信頼性を有することが必要です。
　今般，生体試料中薬物濃度分析法が十分な信頼性を有することを保証するためのバリデーション及びその分析法を用いた実試料分析に関して推奨される一般的な指針を，別添のとおりガイドラインとして取りまとめましたので，貴管下関係業者に対して周知方お願いします。

記

1. 本ガイドラインの要点
(1) 　本ガイドラインは，医薬品の製造販売承認申請に用いる試験成績の評価のために，生体試料中薬物濃度分析法が十分な信頼性を有することを保証するためのバリデーション及びその分析法を用いた実試料分析に関する指針を示したものであること。
(2) 　トキシコキネティクス試験及び臨床試験における生体試料中の薬物又はその代謝物の濃度を定量する際に用いられる分析法であって，低分子化合物（内因性物質を除く。）の液体クロマトグラフィー，ガスクロマトグラフィー，又はそれらと質量分析法を組み合わせた分析法に適用するものであること。
(2) 　ISR（Incurred samples reanalysis），段階的アプローチ等の欧米のガイドライン等で取り込まれている考え方を導入したこと。
(3) 　リガンド結合法（免疫学的分析法等）に関する生体試料中薬物濃度分析法についても，同様のガイドラインを整備する予定であること。

2. 今後の取扱い
　平成26年4月1日以降に開始される本ガイドラインの適用範囲となる生体試料中薬物濃度試料分析法は，本ガイドラインの基準に基づくものであること。なお，当該分析法を活用した試験成績は，医薬品の製造販売承認申請に際し添付すべき資料とすることができる。

別添

医薬品開発における生体試料中薬物濃度分析法
のバリデーションに関するガイドライン

目次

1. はじめに
2. 適用
3. 標準物質（標準品）
4. 分析法バリデーション
4.1. フルバリデーション
    4.1.1. 選択性
    4.1.2. 定量下限
    4.1.3. 検量線
    4.1.4. 真度及び精度
    4.1.5. マトリックス効果
    4.1.6. キャリーオーバー
    4.1.7. 希釈の妥当性
    4.1.8. 安定性
4.2. パーシャルバリデーション
4.3. クロスバリデーション
5. 実試料分析
5.1. 検量線
5.2. QC試料
5.3. ISR
5.4. キャリーオーバー
6. 注意事項
6.1. 定量範囲
6.2. 再分析
6.3. クロマトグラムの波形処理
6.4. システム適合性
6.5. 回収率
7. 報告書の作成と記録等の保存
関連ガイドライン一覧
用語解説
附録　段階的アプローチの利用

1. はじめに

　医薬品開発における生体試料中薬物濃度分析は，対象薬物やその代謝物の有効性及び安全性を評価する上で，臨床薬物動態試験や非臨床薬物動態試験（トキシコキネティクス試験を含む。）に活用され，得られた生体試料中薬物濃度は，体内動態（吸収，分布，代謝及び排泄），バイオアベイラビリティ，生物学的同等性及び薬物間相互作用等の評価に利用されている。

　一方，生体試料中薬物濃度分析には，一連の分析過程を通して妥当性が適切に確認され，十分な信頼性を有する方法を用いることが必要である。

　本ガイドラインは，医薬品の製造販売承認申請に用いる試験成績の評価のために，生体試料中薬物濃度分析法が十分な信頼性を有することを保証するためのバリデーション及びその分析法を用いた実試料分析に関して推奨される一般的な指針を示したものである。

　そのため，特別な分析法を用いる場合や得られた濃度情報の使用目的によっては，科学的な判断に基づき，あらかじめ妥当な判断基準を設定する等，柔軟な対応を考慮することが必要である。

2. 適用

　本ガイドラインは，トキシコキネティクス試験及び臨床試験における薬物又はその代謝物の生体試料中薬物濃度を定量する際に用いられる分析法のバリデーション並びに当該分析法を用いた実試料分析に適用するものとする。対象薬物は低分子化合物（内因性物質を除く。）を中心とし，主に液体クロマトグラフィー（liquid chromatography：LC），ガスクロマトグラフィー（gaschromatography：GC），又はそれらと質量分析法（mass spectrometry：MS）を組み合わせた分析法を対象とする。

　なお，「医薬品の安全性に関する非臨床試験の実施の基準に関する省令」（平成9年3月26日厚生省令第21号）の対象とならない非臨床試験で使用される分析法は，当該ガイドラインの適用対象ではないが，当該ガイドラインの内容を参考に必要なバリデーション等を実施してよい。

3. 標準物質（標準品）

　標準物質（標準品）は，分析対象物質を定量分析する上で基準となるものであり，主に分析対象物質を添加した既知濃度の試料である検量線用標準試料及びQuality Control（QC）試料の調製に用いられる。標準物質の品質は測定データに影響を及ぼすため，品質が保証された標準物質を使用しなければならない。使用する標準物質については，ロット番号，含量又は純度，及び保存条件を明らかにした分析証明書又はそれに代わる文書が必要である。入手先，化学構造及び有効期限等を明らかにしておくことが望ましい。内標準物質に対する分析証明書等は必ずしも必要ではないが，分析対象物質の分析に影響を与えないことを確認した上で内標準物質を用いる必要がある。

4. 分析法バリデーション

　薬物又はその代謝物の生体試料中薬物濃度を定量する際の分析法を確立する際には，施設ごとに分析法バリデーションを実施する。

4.1. フルバリデーション

　分析法を新たに確立する際には，フルバリデーションを実施する。

フルバリデーションでは，選択性，定量下限，検量線，真度，精度，マトリックス効果，キャリーオーバー，希釈の妥当性及び安定性等を評価する。通常，フルバリデーションは，分析対象となる種又はマトリックス（主に血漿，血清，全血又は尿）ごとに実施する。

既にフルバリデーションを実施した分析法に，代謝物等を新たな分析対象物質として追加する場合には，フルバリデーションの実施を考慮する。また，文献等で公表された分析法を使用する場合にも，フルバリデーションの実施が必要である。

分析法バリデーションに用いるマトリックスは，抗凝固剤や添加剤を含め，分析対象の実試料にできるだけ近いものを使用する。希少なマトリックス（組織，脳脊髄液又は胆汁等）を対象とした分析法を確立する場合には，十分な数の個体から十分な量のマトリックスが得られない状況が問題となる場合がある。そのような場合には，代替マトリックスを使用することができる。代替マトリックスは，検量線を構成する各試料及びQC試料の調製等に用いられる。ただし，代替マトリックスを使用する場合には，分析法を確立する過程においてその妥当性を可能な限り検証する。

4.1.1. 選択性

選択性とは，試料中の他の成分の存在下で，分析対象物質及び内標準物質を区別して検出することができる能力のことである。

選択性は，少なくとも6個体から得られた個別のブランク試料（分析対象物質や内標準物質を添加せずに前処理するマトリックス試料）を用いて評価する。各分析対象物質及び内標準物質に対する妨害がないことを確認する。希少なマトリックスを使用する場合には，6個体よりも少ない個体から得られたマトリックスを使用することも許容される。

ブランク試料において妨害物質に由来する応答変数（レスポンス）が認められない，又は妨害物質に由来するレスポンスが定量下限における分析対象物質の20％以下及び内標準物質の5％以下でなければならない。

4.1.2. 定量下限

定量下限とは，試料中において分析対象物質を信頼できる真度及び精度で定量することができる最も低い濃度である。

定量下限における分析対象物質のレスポンスは，ブランク試料の5倍以上である必要がある。定量下限における平均真度は，理論値の±20％以内，精度は20％以下でなければならない。

4.1.3. 検量線

検量線は，分析対象物質の理論値とレスポンスの関係をグラフに示したものである。

検量線は，分析対象物質ごとに作成される必要がある。検量線の作成には，可能な限り実試料と同じマトリックスを使用し，既知濃度の分析対象物質を添加して作成する。検量線は，定量下限を含む6濃度以上の検量線用標準試料，ブランク試料及びゼロ試料（内標準物質を添加したブランク試料）から構成する。検量線の回帰式及び重み付け条件には，一般的に濃度とレスポンスの関係を示す最も単純なモデルを用いる。重回帰式を用いても良い。ただし，検量線の回帰式の算出には，ブランク試料及びゼロ試料を用いない。報告書には，用いた回帰式を記載する。

回帰式から求められた検量線用標準試料の各濃度の真度は，定量下限において理論値の±20％以内とし，定量下限以外においては理論値の±15％以内とする。検量線用標準試料の75％以上かつ，定量下限及び検量線の最高濃度を含む少なくとも6濃度の標準試料が，上記の基準を満たすものとする。

4.1.4. 真度及び精度

真度とは，それぞれの分析対象物質の定量値と理論値との一致の程度のことである。精度とは，それぞれの繰り返し分析によって得られる定量値のばらつきの程度のことである。

真度及び精度は，QC試料，すなわち分析対象物質濃度が既知の試料を分析することによって評価される。バリデーション時においては，検量線の定量範囲内で，最低4濃度（定量下限，低濃度，中濃度及び高濃度）のQC試料を調製する。QC試料の濃度については，低濃度は定量下限の3倍以内，中濃度は検量線の中間付近，高濃度は検量線の最高濃度の75％以上であるものとする。分析単位内の真度及び精度は，各濃度あたり少なくとも5回の繰り返し分析をすることによって評価される。分析単位間の真度及び精度は，少なくとも3回の分析単位を繰り返し分析することによって評価される。

各濃度における平均真度は，理論値の±15％以内でなければならない。ただし，定量下限では±20％以内であるものとする。各濃度における定量値の精度は，15％以下でなければならない。ただし，定量下限では20％以下とする。

4.1.5. マトリックス効果

マトリックス効果とは，分析対象物質のレスポンスが試料中のマトリックス由来成分によって影響を受けることである。マトリックス効果の評価は，MSを用いる分析法で実施される。

マトリックス効果は，マトリックスファクター（MF）を算出することによって評価される。MFは，マトリックス存在下での分析対象物質のレスポンスを，マトリックス非存在下でのレスポンスと比較することによって算出される。MFの算出には，少なくとも6個体から得られたマトリックスを用いる。内標準物質を用いて，MFを補正しても良い。MFの精度は，個体間で15％以下でなければならない。

マトリックスを用いて調製したQC試料を分析することによっても，マトリックス効果を評価できる。少なくとも6個体から得られたマトリックスを用いて調製したQC試料を分析し，定量値の精度は，個体間で15％以下でなければならない。

なお，希少なマトリックスを使用する場合には，6個体よりも少ない個体から得られたマトリックスを使用してよい。

4.1.6. キャリーオーバー

キャリーオーバーとは，分析機器に残留した分析対象物質が定量値に影響を与えることである。

キャリーオーバーは，最高濃度の検量線用標準試料を測定した後にブランク試料を測定することによって評価される。最高濃度の検量線用標準試料を測定した後のブランク試料のレスポンスは，原則として，定量下限における分析対象物質20％以下且つ内標準物質の5％以下でなければならない。

この基準を満たさない場合には，その程度を検討し，実際の実試料分析に影響を及ぼさないような手段を考慮する。

4.1.7. 希釈の妥当性

試料を希釈して分析する必要がある場合には，希釈が分析対象物質の定量値に影響を与えないことを確認する。

希釈の妥当性は，試料中における分析対象物質の濃度を検量線の定量範囲内となるようにブランクマトリックスで希釈する場合，実試料分析における希釈方法を考慮した適切な希釈倍率を選択し，それぞれを少なくとも5回の繰り返し分析をすることによって評価する。希釈された試料の平均真度は理論値の

±15％以内，精度は15％以下でなければならない。
　試料の希釈に代替マトリックスを用いる場合は，同様にして，当該マトリックスを用いることが真度又は精度に影響を及ぼさないことを示す。

4.1.8. 安定性

　分析対象物質の安定性評価は，試料を採取してから分析するまでの各過程が分析対象物質の濃度に影響を及ぼさないことを保証するために実施する。安定性の評価は，実際の保存条件又は分析条件にできる限り近い条件で行う。安定性の評価においては，溶媒又はマトリックスの種類，容器の材質，保存条件等に留意する。
　バリデーション試験では，凍結融解安定性，短期保存安定性（室温，氷冷又は冷蔵等），長期保存安定性，前処理後試料中安定性を評価する。いずれの安定性についても，実際の保存期間を上回る期間で評価する。
　標準原液及び標準溶液中の安定性の評価には，通常，最高濃度及び最低濃度付近の溶液を用いる。各濃度あたり少なくとも3回の繰り返し分析を行う。
　マトリックス中の安定性の評価には，低濃度及び高濃度のQC試料を用いる。QC試料の調製には，抗凝固剤や添加剤を含め，実際の条件にできるだけ近いマトリックスを使用する。各濃度あたり少なくとも3回の繰り返し分析を，QC試料を保存する前後に行うことで安定性を評価する。原則として各濃度における平均真度を指標として，理論値の±15％以内でなければならない。なお，分析対象物質の特性等を考慮し，他の指標が科学的により適切に評価できる場合には，当該指標を用いても良い。

4.2. パーシャルバリデーション

　既にフルバリデーションを実施した分析法に軽微な変更を施す場合には，パーシャルバリデーションを実施する。パーシャルバリデーションで評価する項目は，分析法の変更の程度とその性質に応じて設定する。
　パーシャルバリデーションを実施する典型的な事例として，分析法の他施設への移管，分析機器の変更，定量範囲の変更，分析に使用する試料量の変更，抗凝固剤の変更，前処理法や分析条件の変更，試料の保存条件の変更，併用薬の分析に与える影響の確認又は希少なマトリックスの使用等が挙げられる。
　パーシャルバリデーションにおける判断基準には，原則としてフルバリデーションと同様の判断基準を設定する。

4.3. クロスバリデーション

　クロスバリデーションは，主に同一の試験内で複数の分析施設で分析する場合，又は異なる試験間で使用された分析法を比較する場合に実施される。クロスバリデーションによる比較は，それぞれのフルバリデーション又はパーシャルバリデーションを実施した上で実施する。分析対象物質を添加した同一のQC試料又は実試料を分析し，QC試料の各濃度の平均真度を評価又は実試料の濃度の乖離度を評価する。
　同一の試験内で複数の分析施設を用いる際のクロスバリデーションにおいては，室内及び室間再現精度を考慮し，低濃度，中濃度及び高濃度各濃度で少なくとも3回の繰り返し分析によるQC試料の平均真度は，原則として理論値の±20％以内でなければならない。実試料を使用する場合では，少なくとも3分の2の試料の乖離度が±20％以内でなければならない。
　原理等が異なる分析法を用いる際のクロスバリデーションにおいては，分析法の性質を考慮した上で，科学的な判断に基づき，個別にその実施方法及び許容できる平均真度又は乖離度による基準を設定して評

5. 実試料分析

実試料とは，トキシコキネティクス試験又は臨床試験等から得られる試料のうち，生体試料中薬物濃度分析に供する試料のことである。実試料分析には，分析法バリデーションによって確立された分析法を用いる。実試料分析では，分析法バリデーションで安定性が確認された条件下で実試料を取り扱い，安定性が確認された期間内に検量線（ブランク試料，ゼロ試料及び6濃度以上の検量線用標準試料）及びQC試料と共に実試料を分析する。

実試料分析での分析法の妥当性は，分析単位ごとに検量線，QC試料で評価する。更に薬物動態を主要な評価項目とする試験では，異なるマトリックスごとに代表的な試験を選択してISR（incurred sample reanalysis；定量値の再現性確認のため，異なる日に別の分析単位で投与後試料を再分析すること）を実施し，分析法の再現性を確認する。

なお，キャリーオーバーが懸念される実試料分析では，妥当性の評価項目にキャリーオーバーを加える。

5.1. 検量線

検量線は，実試料中の分析対象物質の濃度を算出するために用いられる。実試料分析に用いる検量線は，分析法バリデーションで確立した方法によって，分析単位ごとに作成される必要がある。検量線の回帰式及び重み付け条件には，分析法バリデーションのときと同様のモデルを用いる。

回帰式から求められた検量線用標準試料の各濃度の真度は，定量下限においては理論値の±20％以内，定量下限以外においては理論値の±15％以内でなければならない。検量線用標準試料の75％以上かつ少なくとも6濃度の検量線用標準試料が上記基準を満たさなければならない。

実試料分析において，検量線用標準試料の定量下限又は検量線の最高濃度が基準を満たさなかった場合には，これらの次の濃度の検量線用標準試料を定量下限又は検量線の最高濃度としてもよい。その場合，変更された検量線の濃度範囲は，少なくとも3濃度（低濃度，中濃度及び高濃度）のQC試料を含まなければならない。

5.2. QC試料

QC試料は，検量線や実試料の分析に用いられた分析法の妥当性を評価するために分析される。

検量線の濃度範囲内で，少なくとも3濃度（低濃度，中濃度及び高濃度）のQC試料を分析単位ごとに分析する。通常，低濃度は定量下限の3倍以内，中濃度は検量線の中間付近，高濃度は検量線の最高濃度の75％以上と設定される。分析するQC試料の数としては，各濃度あたり2試料又は分析単位内の実試料数の5％以上のいずれか多い方とする。QC試料は，少なくとも実試料の前後で測定される必要がある。

QC試料の真度は理論値の±15％以内であるものとし，全QC試料の3分の2以上かつ各濃度の2分の1以上のQC試料が上記基準を満たさなければならない。

5.3. ISR（Incurred samples reanalysis）

生体試料中薬物濃度分析においては，分析法バリデーションや実試料分析に用いられる検量線用標準試料及びQC試料による分析法の妥当性確認を実施しても，実試料を用いた分析結果に再現性がない事例が少なくない。実試料の不均一，コンタミネーションのような操作誤りに基づくものから実試料に特有の生

体由来成分や未知代謝物の影響に至るまで，その原因には様々なものが想定される．ISRとは，定量値の再現性確認のため，異なる日に別の分析単位で投与後試料を再分析することであり，ISRを実施して，再現性を確認しておくことが分析値の信頼性を高めるものとなる．また，ISRで再現性が確認できない分析法がある場合に，その原因を調査し，改善策を講じる契機となる．

通常，ISRは薬物動態を主要なエンドポイントする試験で異なるマトリックスごとに代表的な試験を選択して実施される．例えば，非臨床試験ではトキシコキネティクス試験の異なる動物種ごとに，臨床試験においては，健康被験者，腎機能又は肝機能低下のある被験者を対象とするそれぞれの薬物動態試験のうち代表的な試験，並びに生物学的同等性試験で実施される．なお，非臨床試験のISRを実施する実試料には，採取条件が同等である非臨床試験の予備試験等から得られる実試料を活用することもある．

ISRを実施する試料は，できるだけ多くの個体から通常最高血中濃度及び消失相付近の試料を含むよう選択し，安定性が保証された期間内にISRを実施する．ISRを実施する実試料数は，1000を超えない実試料数に対してその約10％，1000を超えた実試料数では，それに1000の超過数に対して約5％に相当する試料数を加えた数を目安とする．

ISRの評価には，乖離度を用いる．乖離度は，ISRにより得られた定量値と初回の定量値の差を両者の平均値で除した値に100を乗じることで算出される．ISRを実施した試料のうち，少なくとも3分の2以上の試料において，乖離度が±20％以内でなければならない．ISRの結果が上記基準を満たさなかった分析法では，その原因を調査し，実試料分析への影響を考察して必要に応じた対応を取らなければならない．

なお，ISRは，乖離度のばらつきを評価するために実施しているものであり，個別の実試料においてISRの結果が±20％を超えても，その初回の定量値を，再分析値へ置き換える又は棄却してはならない．

5.4. キャリーオーバー

キャリーオーバーが実試料中の分析対象物質の定量分析に影響を及ぼすと懸念される場合には，実試料分析中に4.1.6.と同様の手法を用いてキャリーオーバーを評価し，定量値への影響について考察する．

6. 注意事項

6.1. 定量範囲

実試料分析によって得られる定量値が，検量線の定量範囲の中で狭い範囲を推移する場合には，それに応じてQC試料濃度の再設定を行うことが望ましい．

検量線の定量範囲を変更する場合には，パーシャルバリデーションを実施する．ただし，検量線の定量範囲又はQC試料の濃度又は数を変更する前に分析した実試料を，これらの変更後に再分析する必要はない．

6.2. 再分析

サンプルの分析を実施する前に，あらかじめ再分析を実施する場合の理由，再分析の手順及び再分析を行った場合の定量値の取扱いに関する事項を計画書又は手順書に設定する．

再分析を実施する際の例として，検量線又はQC試料が分析法の妥当性の基準を満たさなかった場合，定量値が検量線の最高濃度以上であった場合，投与前試料又は実薬非投与群の試料中に分析対象物質が認められた場合，前処理操作又は分析機器の不具合，クロマトグラムの異常等が発生した場合に実施される他，異常値の原因追求等が挙げられる．

薬物動態学的な理由による再分析については，可能な限り実施しないことが望ましい．特に生物学的同

等性試験においては，薬物動態的に不自然という理由のみで再分析を実施して定量値を変更してはならない。ただし，臨床試験において，患者の安全性に影響を及ぼす可能性がある予期しない結果又は異常な結果が確認された場合に，特定の試験サンプルを再分析することは制限されない。

いずれにせよ，再分析を実施した場合には，用いた試料の情報，再分析を実施した理由，初回の定量値が得られている場合には初回定量値，再分析によって得られた定量値並びに採用値及びその選択理由と選択方法を報告書に記載することが必要である。

6.3. クロマトグラムの波形処理

クロマトグラムの波形処理及び再波形処理の手順は，あらかじめ計画書又は手順書等に設定しておく必要がある。

再波形処理を実施した場合には，再波形処理を実施した理由及び再波形処理を行う前後のクロマトグラムを保存しておく必要がある。

6.4. システム適合性

生体試料中薬物濃度分析には，適切に維持及び管理された分析機器を用いるべきである。このため，機器の定期点検に加えて，生体試料中薬物濃度分析に用いる機器が適切に動作していることを，システム適合性の確認として測定前に確認することが望ましい。ただし，生体試料中薬物濃度分析においては，システム適合性の確認とは別に，通常分析単位ごとに検量線及びQC試料の評価によって分析法の妥当性を確認するため，システム適合性の確認は必須ではない。

6.5. 回収率

回収率とは，試料の前処理過程における分析対象物質の回収効率である。

回収率は，分析法の特性を明らかにするために評価することが望ましい。

回収率は，分析対象物質を生体試料に添加して前処理したときのレスポンスと，ブランクの生体試料を前処理した後に分析対象物質を添加したときのレスポンスとを比較することによって算出される。回収率は，値そのものより再現性があることが重要である。

7. 報告書の作成と記録等の保存

十分な再現性及び信頼性を有することを保証するため，分析法バリデーション及び実試料分析によって得られた結果を，以下に示すバリデーション報告書及び実試料分析報告書として作成し，関連の記録や生データと併せて適切に保存する。

また，関連の記録や生データは，標準物質及びブランクマトリックスに関する授受，使用及び保存の記録，試料に関する授受，調製及び保存の記録，分析の実施記録，装置の校正記録及び設定値，逸脱の記録，通信の記録，並びに分析結果及びクロマトグラム等の生データは，棄却された分析単位において得られたデータも含めて全て保存する。

バリデーション報告書

● バリデーションの要約

- 標準物質に関する情報
- ブランクマトリックスに関する情報
- 分析方法
- バリデーションの評価項目と判断基準
- バリデーションの結果及び考察
- 分析の棄却及びその理由
- 再分析に関する情報
- 計画書及び手順書からの逸脱事項並びに試験結果に対する影響
- 参照する別試験，手順書及び参考文献の情報
- 代表的なクロマトグラム

実試料分析報告書

- 実試料分析の要約
- 標準物質に関する情報
- ブランクマトリックスに関する情報
- 実試料の受領及び保存に関する情報
- 分析方法
- 分析の妥当性に関する評価項目と判断基準及びその結果
- 実試料分析の結果及び考察
- 分析の棄却及びその理由
- 再分析に関する情報
- 計画書及び手順書からの逸脱事項並びに試験結果に対する影響
- 参照する別試験，手順書及び参考文献の情報
- 必要に応じて代表的なクロマトグラム

関連ガイドライン一覧

1) 厚生労働省医薬食品局審査管理課長：「医薬品の臨床試験及び製造販売承認申請のための非臨床安全性試験の実施についてのガイダンス」について，平成22年2月19日薬食審査発0219第4号（ICH M3(R2)）
2) 厚生省薬務局審査管理課長：「トキシコキネティクス（毒性試験における全身的暴露の評価）に関するガイダンス」について，平成8年7月2日薬審第443号
3) 厚生省医薬安全局審査管理課長：「非臨床薬物動態ガイドライン」について，平成10年6月26日医薬審第496号
4) 厚生労働省医薬食品局審査管理課長通知：「後発医薬品の生物学的同等性試験ガイドライン等の一部改正について」，平成24年2月29日薬食審査発第0299第10号
5) 事務連絡：「後発医薬品の生物学的同等性試験ガイドラインに関する質疑応答集（Q&A）について」等の改正等について，平成24年2月29日
6) 厚生労働省医薬局審査管理課長通知：「医薬品の臨床薬物動態試験について」，平成13年6月1日医薬審発第796号
7) US FDA : Guidance for Industry, Bioanalytical Method Validation, U.S. Department of Health and Human Services, FDA, Center for Drug Evaluation and Research, Center for Veterinary Medicine (2001)
8) EMA : Guideline on bioanalytical method validation, EMEA/CHMP/EWP/192217/2009, Committee for Medicinal Products for Human Use (2011)

用語解説

安定性 Stability：所定の時間，特定の条件下での溶媒中又はマトリックス中における分析対象物質の化学的又は生物学的安定性。分析対象物質の安定性評価は，試料を採取してから分析するまでの各過程が分析対象物質の濃度に影響を及ぼさないことを保証するために実施される。

応答変数（レスポンス） Response variable：分析機器の検出器から得られた応答のことであり，通常，応答を電気信号に変換して記録されたクロマトグラムから得られるピーク面積値（あるいはピーク高さ値）で表す。

回収率 Recovery：生体試料の前処理過程における分析対象物質の回収効率。

回収率（％）＝（分析対象物質を生体試料に添加して前処理した後のレスポンス）／（ブランクの生体試料を前処理した後に分析対象物質を添加した時のレスポンス）×100。

乖離度 Assay variability：同じ試料を用いて行った定量値間の相違の程度。両者の平均に対する両者の差をパーセント表記したもの。

乖離度（％）＝｛（比較する分析の定量値）－（基準となる分析の定量値）｝／（両者の平均値）×100。

希釈の妥当性 Dilution integrity：試料を希釈して分析する場合に，希釈が分析対象物質の定量値に影響を与えないことを確認するために評価される。

キャリーオーバー Carry over：分析機器に残留した分析対象物質が定量値に影響を与えること。

クロスバリデーション Cross validation：同一の試験内で複数の分析施設で分析する場合，又は異なる試験間で使用された分析法を比較する場合に実施されるバリデーション。クロスバリデーションによる比較は，それぞれのフルバリデーション又はパーシャルバリデーションを実施した上で実施する。

検量線 Calibration curve：分析対象物質の濃度とレスポンスの関係を示したもの。定量下限を含む6濃度以上の検量線用標準試料，ブランク試料及びゼロ試料（内標準物質を添加したブランク試料）から構成される。

検量線用標準試料 Calibration standard：検量線の作成に用いる分析対象物質を添加した既知濃度の試料。検量線用標準試料を用いて検量線を作成し，QC試料や実試料の濃度を算出する。

再分析 Reanalysis：試料の前処理から測定までの一連の操作を再度行うこと。

システム適合性 System suitability：測定前に，分析対象物質の標準試料溶液等を用いて分析機器が適切に動作していることを確認すること。

実試料 Study sample：トキシコキネティクス試験又は臨床試験等から得られる試料のうち，生体試料中薬物濃度分析に供する試料。

真度 Accuracy：定量値と理論値との一致の程度。理論値を100％としたときの，パーセント表記で表される。

真度（％）＝（（定量値）／（理論値））×100

精度 Precision：繰り返し分析して得られる定量値間の一致のばらつきの程度。変動係数（CV）または相対標準偏差（RSD）のパーセント表記で表される。

精度(%) ＝ ((標準偏差)/(平均値))×100

ゼロ試料 Zero sample：内標準物質を添加したブランク試料。

選択性 Selectivity：試料中の他の成分の存在下で，分析対象物質及び内標準物質を区別して検出することができる能力。しばしば特異性と同義語のようにも使われるが，特異性は選択性の究極の形としてこれらを区別する指摘もある。この指摘を踏まえると，特異性は一般的に一つの成分のみを検出することができる能力である一方で，選択性とはある特性を持った一群の物質を検出する能力と定義できる。すなわち，選択性とは分析対象物質及び内標準物質以外の成分を検出する可能性もあるが，比較的これらの物質を区別して定量できる能力を意味する。

代替マトリックス Surrogate matrix：希少なマトリックス（組織，脳脊髄液，胆汁等）のため量に限りがある場合等，本来のマトリックスの代わりとして用いられるマトリックス。

段階的アプローチ Tiered approach：分析法の妥当性の検証を限定的な内容とするものであり，開発の段階が進むにつれて，検証内容をフルバリデーションに近づけていく手法。（附録参照）

定量下限 Lower limit of quantification（LLOQ）：試料中において分析対象物質を信頼できる真度及び精度で定量することができる最も低い濃度。

定量範囲 Quantification range：試料中において分析対象物質を信頼できる真度及び精度で定量することができる濃度の範囲。生体試料中薬物濃度分析に用いる分析法の定量範囲は，検量線の定量範囲及び希釈の妥当性によって保証される。

投与後試料 Incurred sample：実試料のうち，実薬を投与した後に得られる試料。

特異性 Specificity：「選択性」の用語解説を参照。

内標準物質 Internal standard（IS）：分析対象物質の前処理中の回収率や分析機器によるレスポンスの補正を目的に添加される物質。分析対象物質に構造の類似した物質や安定同位体でラベル化した物質が用いられる。

パーシャルバリデーション Partial validation：既にフルバリデーションを実施した分析法に軽微な変更を施す場合に実施するバリデーション。パーシャルバリデーションで評価する項目は，分析法の変更の程度とその性質に応じて考慮する必要があり，その範囲は日内の真度及び精度のみの評価からほとんどフルバリデーションに至るまで多岐にわたる。

バリデーション Validation：種々の評価を通じて十分な再現性及び信頼性を有することを立証すること。

標準原液 Stock solution：標準物質を適切な溶媒に溶解して調製した最高濃度の非マトリックス溶液。

標準物質（標準品）Reference standard：分析対象物質を定量分析する上で基準となるものであり，主に検量線用標準試料やQC試料の調製に用いられる。

標準溶液 Working solution：標準原液を適切な溶媒で希釈して調製した非マトリックス溶液。主として，検量線用標準試料やQC試料を調製するため，マトリックスに添加する。

ブランク試料 Blank sample：分析対象物質や内標準物質を添加せずに前処理するマトリックス試料。

フルバリデーション Full validation：すべてのバリデーション項目，即ち，選択性，定量下限，検量線，真度，精度，マトリックス効果，キャリーオーバー，希釈の妥当性及び安定性を評価する。通常，分析法を新たに確立する際に実施する。

分析 Analysis：前処理から分析機器による測定までを含めた一連の分析のプロセス。

分析対象物質 Analyte：試料中の分析の対象となる物質。医薬品，生体分子又はその誘導体，代謝物，分解産物等。

分析単位 Analytical run：検量線，QC試料及び実試料等から成る試料群。通常，同一条件のもと，同じ試薬を用いて同じ試験実施者により中断されることなく前処理された一連の試料群（バッチ）を1つの単位として分析する。

前処理後試料 Processed sample：分析装置による測定に供される試料であり，生体試料を前処理することによって得られる。

マトリックス Matrix：分析のために選択された全血，血漿，血清，尿又は他の体液や組織。マトリックス中の組織外因性化学物質（抗凝固剤を除く）及びその代謝物を含まないものをブランクマトリックス（blank matrix）と呼ぶ。

マトリックス効果 Matrix effect：試料中のマトリックス由来成分による分析対象物質のレスポンスへの影響。

マトリックスファクター Matrix factor（MF）：マトリックス非存在下での分析対象物質のレスポンスに対するマトリックス存在下での分析対象物質のレスポンスの割合。

MF＝（マトリックス存在下での分析対象物質のレスポンス）／（マトリックス非存在下での分析対象物質のレスポンス）

ISR Incurred sample reanalysis（ISR）：定量値の再現性確認のため，異なる日に別の分析単位で投与後試料を再分析すること。

QC試料 Quality control（QC）sample：分析法の信頼性を評価するために用いる分析対象物質を添加した既知濃度の試料。実試料分析においてQC試料は，検量線や実試料の分析に用いられた分析法の妥当性を評価するために分析される。

附録　段階的アプローチの利用

　臨床薬物動態試験で分析の対象とするヒトでの代謝物は，臨床試験の早期段階では必ずしも明らかにならないことが多く，標準物質としてバリデーションに供するために十分な量を準備するにはある程度の期間が必要なため，医薬品開発の効率化を考慮し，分析法バリデーションを段階的アプローチと呼ばれる方法を採用して進めることがある。

　段階的アプローチとは，分析法の妥当性の検証を限定的な内容とするものであり，開発の段階が進むにつれて，確認項目及びその内容をフルバリデーションに近づけていく手法である。医薬品の開発の初期から中期に段階的アプローチを利用することによって，開発の早期段階での評価を可能とし，医薬品開発の見通しを立てやすくすることにより，効率的な医薬品の研究開発につながるものと期待される。

　ただし，段階的アプローチを用いる場合においても，得られる濃度データの再現性及び信頼性を高めるために，分析法の妥当性の検証には，科学的な判断に基づいてあらかじめ妥当な判断基準を設定することが望ましい。

1) Viswanathan, C.T., Bansal, S., Booth, B., DeStefano, A.J., Rose, M.J., Sailstad, J., Shah, V.P., Skelly, J.P., Swann, P.G. and Weiner, R. : *AAPS J.*, 9(1), E30-E42 (2007)
2) Timmerman, P., Kall, M.A., Gordon, B., Laakso, S., Freisleben, A. and Hucker, R. : *Bioanalysis*, 2(7), 1185-1194 (2010)
3) US FDA : Guidance for Industry, Safety Testing of Drug Metabolites, U.S. Department of Health and Human Services, FDA, Center for Drug Evaluation and Research (2008)

事 務 連 絡
平成 25 年 7 月 11 日

各都道府県薬務主管課　御中

厚生労働省医薬食品局審査管理課

「医薬品開発における生体試料中薬物濃度分析法のバリデーションに関するガイドライン質疑応答集(Q&A)」について

標記について，別添のとおり取りまとめましたので，貴管下関係業者に対して周知方お願いします。

別添

医薬品開発における生体試料中薬物濃度分析法のバリデーション
に関するガイドライン質疑応答集（Q&A）

《標準物質（標準品）》

Q1. 標準物質の有効期間が明らかでない場合には，どのように対応したらよいか？

A1. 有効期間が設定できない場合には，リテスト日を設定するなどして品質管理を行う。

《選択性》

Q2. 分析法バリデーションで取得する項目として選択性が挙げられているが，特異性とは異なるか？

A2. 本ガイドラインでは，分析法バリデーションで確認すべき項目として，試料中の他の成分の存在下で分析対象物質等を区別して検出できる能力である「選択性」は，「分析法バリデーションに関するテキスト（実施項目）について」（平成7年7月20日付け薬審第755号厚生労働省薬務局審査課長通知）に記載されている「特異性」に相当する評価項目である。クロマトグラフィーを用いた生体試料中薬物濃度分析法のバリデーションにおいては，「選択性」という用語が広く使用され，海外の関連ガイドラインでも「選択性（Selectivity）という用語が採用されているものである。したがって，既に取得した資料中，特異性という用語が使用されていても，本ガイドラインの選択性に相当する評価項目として取扱うことができる。

《安定性》

Q3. 安定性の評価に平均真度以外の指標を用いることは可能か？

A3. 安定性の評価には，保存前試料の定量値に与える分析法のばらつきを考慮して，原則として平均真度を用いる。ただし，分析法の精度を考慮してより適切に評価できると考えられる場合には，残存率等の他の指標を用いて安定性を評価しても良い。安定性の評価に残存率等を用いる場合にも，評価方法及び判断基準を事前に当該分析実施に関する計画書又は手順書に設定する。

Q4. 凍結融解安定性はどのように評価したらよいか？

A4. QC試料を目的の温度で凍結保存した後，実試料の取扱いと同じ条件で融解させる。完全に融解したことを確認した後に，同じ条件で再凍結させる。凍結保存の時間は12時間以上とする。凍結から融解までの一連の操作を1回とし，実試料での凍結融解の回数と同じ，又はそれ以上の回数を繰り返した後分析を行い，理論値に対する真度が±15%以内であるときに安定であると判断する。

《クロスバリデーション》

Q5. 異なる試験間で使用された分析法を比較する場合とは，どのような場合か？

A5. 測定原理の異なる分析法（例えばLC-MS/MS法とELISA法）を比較する場合等が想定される。その場合，分析法の性質を考慮した上で，科学的な判断に基づき，個別にその実施方法及び許容できる平均真度又は乖離度による基準を設定して評価することが必要となる。

なお，異なる試験間において軽微な変更を施した同一の測定原理の分析法を用いる場合には，通常パーシャルバリデーションで分析法変更の妥当性を確認しているため，クロスバリデーションを実施しないことが多い。

Q6. 判断基準が「各濃度における平均真度が原則として理論値の±20％以内」となっている理由はあるか？

A6. 本ガイドラインでは分析法における平均真度において，理論値の±15％であることを求めている。クロスバリデーションにおいては，さらに室内及び室間再現精度の要素が加わることから，判断基準を20％とした。

なお，同一試験から得られる実試料を複数の施設で分析する場合には，分析法バリデーションとは別に，実試料や標準物質の取扱いを当該分析実施に関する計画書または手順書で規定する等，実試料分析においても施設間差を最小限にすることの配慮が必要である。

《ISR》

Q7. 尿試料のISRは必要か？

A7. 血中に薬物が検出されないため，尿中濃度を重要なエンドポイントとする生物学的同等性試験等では，尿試料についてもISRは必須である。いずれにせよ，尿中濃度の意義を考慮してISRの実施の要否を判断する。

Q8. トキシコキネティクス試験のISRはどのように実施したらよいか？

A8. トキシコキネティクス試験の場合には，1動物種，1マトリックスあたり，1回ISRを実施すれば良い。ただし，分析方法に変更があった場合，分析施設が変わった場合などは改めてISRを実施する。

トキシコキネティクス試験に先立って行われる用量設定試験等の非GLP試験から得られる実試料を用いて，分析法バリデーション試験の中でISRを実施する方法も認められる。ただし，この場合には，用量や投与方法等の試験デザインがGLP試験と同等であることが求められる。

Q9. 臨床試験において，ISRはどのように実施したらよいか？

A9. ISRは薬物動態を主要なエンドポイントする代表的な試験で実施される。分析法の妥当性を早期に評価するために，なるべく医薬品開発の早い段階で実施する。

マトリックスの組成に差があると考えられる被験者群の臨床試験においては再度ISRを実施する。また，薬物動態学パラメータが主要評価項目となる生物学的同等性試験では，試験ごとにISRを実施

Q10. 臨床試験において，分析法バリデーションを行う際に既に臨床試験から取得した実試料が存在する場合には，それをISRの試料として利用できるか？

A10. 代謝物を分析対象物質として追加する場合やISRの基準を満たさず分析法を改良して再分析を行う場合等，分析法バリデーションを行う際に既に臨床試験から取得した実試料が存在する場合には，それをISRの試料として利用することができる。ただし，このような場合でも実試料の提供者への同意取得は必須であり，ISRの実施の手順等はあらかじめ定めておかなければならない。

Q11. ISR全体として判断基準を満たしている場合に，乖離度が±20％以内との判断基準を逸脱した個別の実試料について，再分析は必要か？

A11. ISRの目的は実試料を用いた分析法の妥当性の確認である。このため，個別の乖離度で±20％を超える実試料があった場合にも，全体としてISRの判断基準を満たしている場合には再分析を実施する必要はない。

Q12. ISRの結果は報告書のどこに記載すべきか？

A12. 実試料分析においてはISRを実施した場合には実試料分析報告書における分析法の妥当性に関する結果として，分析法バリデーションにおいてはISRを実施した場合にはバリデーション報告書におけるバリデーションの結果としてISRの結果を報告し，分析法の妥当性について考察をする。

《実試料分析でのキャリーオーバー》

Q13. 分析法バリデーションでキャリーオーバーを検証しているのに，実試料分析でも評価を繰り返す必要はあるか？

A13. キャリーオーバーの程度は，分析機器の状態や測定試料数などによって変化すると考えられる。このため，分析法バリデーションで妥当性が確認された後でも，キャリーオーバーについては注意を払う必要がある。特に分析法バリデーションにおいてキャリーオーバーの回避が困難であった分析法については，実試料分析においても，適宜キャリーオーバーを評価することが望ましい。

　なお，実試料分析の報告書内で測定単位毎のキャリーオーバーについて報告する必要はない。

《再分析》

Q14. 薬物動態学的な理由での再分析ではどのようなことに注意すべきか？

A14. 薬物動態学的な理由等，取得した分析結果を理由とした再分析は，客観性を維持することが難しいため，可能な限り実施しないことが望ましい。このような再分析を実施する場合には，再分析を行う実試料の選定についても，必要に応じて前後の採血時点の実試料を含めるなど，慎重に行うべきである。加えて，再分析における繰り返し分析の回数や採用値の選択方法等の手順をあらかじめ計画書又は手順書等で定めておく必要がある。

　生物学的同等性試験等，生体試料中の濃度が重要なエンドポイントとなる試験においては，原則，

取得した分析結果を理由とした再分析は認められない。ただし，定量値の入れ替えを想定しない，原因追及や検証を目的とした再分析の実施を妨げるものではない。

《その他》

Q15. 内因性物質の分析法バリデーションはどのように行えば良いか？

A15. ビタミンやアミノ酸などの内因性物質を薬剤として投与する場合の生体試料中濃度分析法のバリデーションは，本ガイドラインで定める内容を実施することが適当ではない項目もあるために本ガイドラインの対象とはならないが，本ガイドラインの内容を参考に必要なバリデーションを実施することが望ましい。

　　内因性物質の生体試料中濃度分析には，適切な代替マトリックスを使用しても差し支えない。ただし，分析法バリデーションにおいて，使用した代替マトリックスの妥当性を示す必要がある。

事　務　連　絡
平成25年9月13日

各都道府県薬務主管課　御中

厚生労働省医薬食品局審査管理課

「医薬品開発における生体試料中薬物濃度分析法のバリデーションに関するガイドライン」等の英文版の送付について

標記について，別添1及び2のとおり取りまとめましたので，貴管下関係業者に対して周知方お願いします。

別添1　Guideline on Bioanalytical Method Validation in Pharmaceutical Development
別添2　Questions and Answers (Q&A) for the Guideline on Bioanalytical Method Validation in Pharmaceutical Development

別添1

Guideline on Bioanalytical Method Validation in

Pharmaceutical Development

Table of Contents

1. Introduction
2. Scope
3. Reference Standard
4. Analytical Method Validation
4.1. Full validation
        4.1.1. Selectivity
        4.1.2. Lower limit of quantification
        4.1.3. Calibration curve
        4.1.4. Accuracy and precision
        4.1.5. Matrix effect
        4.1.6. Carry-over
        4.1.7. Dilution integrity
        4.1.8. Stability
4.2. Partial validation
4.3. Cross validation
5. Analysis of Study Samples
5.1. Calibration curve
5.2. QC samples
5.3. Incurred samples reanalysis (ISR)
5.4. Carry-over
6. Points to note
6.1. Calibration range
6.2. Reanalysis
6.3. Chromatogram Integration
6.4. System suitability
6.5. Recovery
7. Documentation and Archives
List of Relevant Guidelines
Glossary
Annex

1. Introduction

In the development of medicinal products, bioanalytical methods are used in clinical and non-clinical pharmacokinetic studies (including toxicokinetic studies) to evaluate the efficacy and safety of drugs and their metabolites. Drug concentrations determined in biological samples are used for the assessment of characteristics such as in vivo pharmacokinetics (absorption, distribution, metabolism, and excretion), bioavailability, bioequivalence, and drug-drug interaction.

It is important that these bioanalytical methods are well characterized throughout the analytical procedures to establish their validity and reliability.

This guideline serves as a general guidance recommended for the validation of bioanalytical methods to ensure adequate reliability. It also provides a framework for analyses of study samples by using validated methods to evaluate study results supporting applications for drug marketing authorization.

Flexible adjustment and modification can be applied in case of using the specific type analytical method or depending on the intended use of the result of analysis, such as the use of prospectively defined appropriate criteria, based on scientific rationale.

2. Scope

This guideline is applicable to validation of analytical methods applied to measure concentrations of drugs and their metabolites in biological samples obtained in toxicokinetic studies and clinical trials, as well as to the analyses of study samples using such methods. The information in this guideline generally applies to the quantification of low-molecular-weight drugs (except for endogenous substances), by analytical methods such as liquid chromatography (LC) and gas chromatography (GC) used in combination with mass spectrometry (MS) or with the other detectors.

This guideline is not mandatory for analytical methods used in non-clinical studies that are beyond the scope of "Ministerial Ordinance Concerning the Standards for the Conduct of Non-clinical Studies on the Safety of Drugs (Ministry of Health and Welfare ordinance No. 21, dated March 26, 1997)" but could be used as a reference in conducting a method validation for a non-GxP bioanalysis.

3. Reference Standard

A reference standard serves as the scale in quantifying an analyte, and is mainly used to prepare calibration standards and quality control (QC) samples, which are relevant blank matrix spiked with a known concentration of the analyte of interest. The quality of the reference material is critical, as the quality affect measurement data. A certificate of analysis or an alternative statement that provides information on lot number, content (purity), and storage conditions should accompany the standard. As a reference standard, it is advisable to obtain a material of known chemical structure from an authenticated source and clarify the expiration date. A certificate of analysis is not necessarily required for an internal standard, but the lack of analytical interference with the analyte should be demonstrated before use as the internal standard.

4. Analytical Method Validation

An analytical method validation should be performed when establishing a bioanalytical method for quantification in every facility.

4.1. Full validation

A full validation should be performed when establishing a new bioanalytical method for quantification of an analyte/analytes. The objective of a full validation is to demonstrate the assay performance of the method, e.g. selectivity, lower limit of quantification (LLOQ), calibration curve, accuracy, precision, matrix effect, carry-over, dilution integrity, and stability. Generally, a full validation should be performed for each species and matrices (mainly plasma, serum, whole blood, or urine) to be analyzed.

A full validation should also be considered when a new analyte, such as a metabolite, is added to an existing, fully validated analytical method. A full validation is also required when implementing an analytical method from a literature.

The matrix used in analytical validation should be as close as possible to the target study samples, including anticoagulants and additives. When an analytical method is to be established for a matrix of limited availability (rare matrix, e.g., tissue, cerebrospinal fluid, bile), a sufficient amount of matrix cannot be obtained from sufficient number of sources (subjects or animals). In such a case, a surrogate matrix may be used to prepare calibration standards and QC samples. However, the use of a surrogate matrix should be rigorously justified in the course of establishing the analytical method.

4.1.1. Selectivity

Selectivity is an ability of an analytical method to measure and differentiate the analyte and the internal standard in the presence of other components in samples.

Selectivity is evaluated using blank samples (matrix samples processed without addition of an analyte or internal standard) obtained from at least 6 individual sources. The absence of interference with each analyte and its internal standard should be confirmed. In case of the matrix with limited availability, it may be acceptable to use matrix samples obtained from less than 6 sources.

The evaluation should demonstrate that no response attributable to interfering components is observed in the blank samples or that a response attributable to interfering components is not higher than 20% of the response in the LLOQ for the analyte and also not higher than 5% of the internal standard.

4.1.2. Lower limit of quantification

The LLOQ is the lowest concentration of an analyte at which the analyte can be quantified with reliable accuracy and precision.

The analyte response at the LLOQ should be at least 5 times the response of that in a blank sample. Mean accuracy and precision at the LLOQ should be within ±20% deviation of the nominal (theoretical) concentration and not more than 20%, respectively.

4.1.3. Calibration curve

A calibration curve demonstrates the relationship between a theoretical concentration and a response of an analyte.

A calibration curve needs to be prepared for each analyte. The calibration curve should be prepared using the same matrix as the intended study samples, whenever possible, by spiking the blank matrix with known concentrations of the analyte. A calibration curve should be generated with a blank sample, a zero sample (blank sample spiked with internal standard), and at least 6 concentration levels of calibration standards, including an LLOQ sample. In general, the simplest model that adequately describes the concentration-response relationship should be used for regression equation and weighting conditions of the calibration curve. A non-linear regression equation may be used. Blank and zero samples should not be included in the determination of the regression equation for the calibration curve. The validation report should include the validated regression equation.

The accuracy of back calculated concentrations of each calibration standard should be within ±20% deviation of the theoretical concentration at the LLOQ, or ±15% deviation at all the other levels. At least 75% of the calibration standards, with a minimum of 6 levels, including the LLOQ and the highest levels, should meet the above criteria.

4.1.4. Accuracy and precision

Accuracy of an analytical method describes the degree of closeness between analyte concentration determined by the method and its theoretical concentration. Precision of an analytical method describes variation between individual concentrations determined in repeated measurements.

Accuracy and precision are assessed by performing analysis with QC samples, i.e., samples spiked with known amounts of the analyte. In the validation, QC samples with a minimum of 4 different concentrations (LLOQ and low-, mid-, and high-levels) within the calibration range are prepared. The low-level should be within 3 times the LLOQ, the mid-level is around the midpoint on the calibration curve, and the high-level should be at least 75% of the upper limit of the calibration curve. Within-run accuracy and precision should be evaluated by at least 5replicates at each concentration level in a single analytical run. Between-run accuracy and precision should be evaluated by the analysis in at least 3 analytical runs.

The mean accuracy at each concentration level should be within ±15% deviation of the theoretical concentration, except at the LLOQ, where it should be within ±20%. Precision of concentrations determined at each level should not exceed 15%, except at the LLOQ, where it should not exceed 20%.

4.1.5. Matrix effect

Matrix effect is an alteration of the analyte response due to matrix component(s) in the sample. Matrix effect should be assessed when using mass spectrometric methods.

Matrix effect is evaluated by calculating the matrix factor (MF). The MF is determined by comparing the analyte response in the presence of matrix with that in the absence of matrix. MF should be calculated using matrix from at least 6 different sources. The MF may be normalized by its internal standard. The precision of the MF calculated should not exceed 15%.

Matrix effect can also be evaluated by analyzing QC samples, each prepared using matrix from at least 6 different sources. The precision of determined concentrations should not be greater than 15%.

In case the matrix is of limited availability, it may be acceptable to use matrix obtained from less than 6 sources.

4.1.6. Carry-over

Carry-over is an alteration of a measured concentration due to a leftover analyte in the analytical instrument.

The carry-over should be evaluated by analyzing a blank sample following the highest concentration calibration standard. The response in the blank sample obtained after the highest concentration standard should not be greater than 20% of the analyte response at the LLOQ and and also not greater than 5% of the response of internal standard.

If the criteria cannot be met, the impact of carry-over needs to be examined, and appropriate procedures should be taken to avoid any biases during the analysis of actual study samples.

4.1.7. Dilution integrity

If samples require dilution before analysis, the dilution procedure should be tested to confirm no impact on the measured concentration of the analyte.

Dilution integrity should be evaluated by at least 5 replicates per dilution factor after diluting a sample with blank matrix to bring the analyte concentration within the calibration range. The dilution factors should be selected by considering the dilution method used for study samples. Mean accuracy and precision in the measurements of diluted samples should be within ±15% deviation of the theoretical concentration and not more than 15%, respectively.

If a surrogate matrix is used for sample dilution, the impact on the accuracy and precision should be demonstrated in the same manner.

4.1.8. Stability

Analyte stability should be evaluated to ensure that the concentration is not affected by the samples through each step of the process from the sample collection to the analysis. The stability of the samples should be assessed under conditions that are as close to the actual circumstances, e.g. sample storage and sample analysis as much as possible. Careful consideration should be given to the solvent or matrix type, container materials, and storage conditions used in the stability-determination process.

Validation studies should determine analyte stability after freeze and thaw cycles, after short-term (at room temperature, on ice, or under refrigeration) and long-term storage ; stability in the processed samples should also be considered. All stability experiments should be performed on samples that have been stored for a time that is longer than the actual storage period.

Stability of the analyte in the stock and working solutions is usually evaluated using solutions near the highest and lowest concentration levels. The evaluation is performed by at least 3 replicates at each concentration level.

Stability of the analyte in the studied matrix is evaluated using low- and high-level QC samples. The QC samples should be prepared using a matrix that is as close as possible to the actual study samples, including anticoagulant and additives. Stability is evaluated by at least 3 replicates per concentration level with QC samples before and after storage. The mean accuracy in the measurements at each level should be within ±15% deviation of the theoretical concentration, in principle. If the other criteria are more appropriate for the evaluation of specific analyte, they could be used.

4.2. Partial validation

Partial validation may be performed when minor changes are made to an analytical method that has already been fully validated. The items in a partial validation are determined according to the extent and nature of the changes made to the method.

Typical bioanalytical method changes subjected to a partial validation are as follows : analytical method transfers between laboratories, changes in analytical instruments, changes in calibration range, changes in sample volume used for analysis, changes in anticoagulant, changes in sample-processing procedures or analytical conditions, changes in sample storage conditions, confirmation of impact by concomitant drugs, and use of rare matrices.

Acceptance criteria used in partial validation should be the same as those employed in the full validation in principle.

4.3. Cross validation

Cross validation is primarily conducted when data are generated in multiple laboratories within a study or when comparing analytical methods used in different studies, after a full or partial validation. The same set of QC samples spiked with the analyte or the same set of study samples is analyzed at both laboratories or by both analytical methods, and the mean accuracy at each concentration level or the assay variability is evaluated.

In the cross validation among two or more laboratories within a study, the mean accuracy of QC samples (low-, mid-, and high-levels) evaluated by at least 3 replicates at each level, should be within ±20% deviation of the theoretical concentration, considering intra- and inter-laboratories precision. When using a set of study samples, the assay variability should be within ±20% for at least two-thirds of the samples.

In the cross validation between different analytical methods based on different assay principles, both validation procedure and acceptance criteria (i.e., mean accuracy or assay variability) should be separately defined based on scientific judgment according to the type of the analytical methods.

5. Analysis of Study Samples

Study samples are biological specimens that are obtained from toxicokinetic studies and clinical trials Analysis of study samples should be carried out using a fully validated analytical method In the analysis, study samples should be handled under conditions that are validated for adequate stability, and analyzed within a confirmed stability period, along with a blank sample, a zero sample, calibration standards at a minimum of 6 concentration levels, and QC samples.

Validity of the analytical method during study sample analysis should be evaluated in each analytical run by using the calibration curve and QC samples. In studies that serve pharmacokinetic data as a primary endpoint, reproducibility of the analytical method should be confirmed for each representative study per matrix by performing incurred sample reanalysis (ISR : reanalysis of incurred samples in separate analytical runs on different day to determine whether the original analytical results are reproducible).

If carry-over is a concern for the study samples analyzed, the evaluation of validity should also include the item.

5.1. Calibration curve

A calibration curve is used to determine the concentration of the analyte of interest in study samples. A calibration curve used in study sample analysis should be generated for each analytical run by using the validated analytical method. The same model as in the bioanalytical method validation should be used for the regression equation and weighting conditions of the calibration curve.

The accuracy of back calculated concentrations of calibration standards at each level should be within ±20% deviation of the theoretical concentration at the LLOQ, or ±15% deviation at all other levels. At least 75% of the calibration standards, with a minimum of 6 levels, should meet the above criteria.

In case the calibration standard at the LLOQ or the highest level did not meet the criteria in study sample analysis, the next lowest/highest-level calibration standard may be used as the LLOQ or the upper limit of the calibration curve. Even though narrowed, the modified calibration range should still cover at least 3 different QC sample levels (low-, mid-, and high-levels).

5.2. QC samples

QC samples are analyzed to assess the validity of the analytical method used for calibration curve and study sample analysis.

QC samples with a minimum of 3 different concentration levels (low-, mid-, and high-levels) within the calibration range are analyzed in each analytical run. Usually, the low-level is within 3 times the LLOQ, the mid-level is in the midrange of the calibration curve, and the high-level needs to be at least 75% of the upper limit of the calibration curve. The analysis requires 2 QC samples at each QC level or at least 5% of the total number of study samples in the analytical run, whichever is the greater. QC samples should be placed before and after study sample analysis.

The accuracy in the measurements of QC samples should be within ±15% deviation of the theoretical concentrations. At least two-thirds of the QC samples and at least 50% at each concentration level should meet the criteria.

5.3. Incurred samples reanalysis (ISR)

In bioanalysis, it can happen that the results of analyses of study samples are not reproducible, even when the method validation is successfully conducted and the validity of at each analytical run is confirmed by calibration standards and QC samples. Such failures can be attributed to various factors, including inhomogeneity of study samples, contamination and other operational errors, and interference of biological components unique to the study samples or of unknown metabolites. ISR refers to reanalysis of incurred samples in separate analytical runs on different days to check whether the original analytical results are reproducible. Confirmation of the reproducibility by ISR improves the reliability of the analytical data. In addition, a failure to demonstrate the reproducibility of the original data in the ISR can trigger a cause investigation and remedial measures for the analytical method.

Usually, ISR is performed for representative studies selected for each matrix in studies that use pharmacokinetic data as the primary endpoint. For instance, ISR should be conducted in the following situations : toxicokinetic studies for each different species ; clinical studies representative pharmacokinetic studies for healthy volunteers and patients with renal/hepatic impairment, as well as in bioequivalence studies. For non-clinical studies, ISR may be performed with samples obtained in a independent non-GLP study, if the study design is similar to the relevant toxicokintics study, e.g. sampling conditions.

ISR should be performed with samples from as many subjects or animals as possible and should usually include those of near the maximum blood concentration (C_{max}) and the elimination phase. ISR should be performed within a time window that ensures the stability of the analyte. As a guide, approximately 10% of the samples should be reanalyzed in cases where the total number of study samples is less than 1000 and approximately 5% of the number of samples exceeding 1000 samples.

The results of ISR are evaluated using assay variability. Assay variability can be calculated as the difference between the concentration obtained by ISR and that in the original analysis divided by their mean and multiplied by 100. The assay variability should be within ±20% for at least two-thirds of the samples analyzed in ISR. In case the ISR data failed to meet the above criteria, cause investigation should be conducted for the analytical method and necessary measures should be taken by considering the potential impact on study sample analysis.

It should be noted that ISR is performed to monitor assay variability. The original data should never be discarded or replaced with the reanalysis data even if the assay variability exceeds ±20% in a specific sample.

5.4. Carry-over

Should there be any concern that carry-over may affect the quantification of analyte in study samples, it should be evaluated during the actual study sample analysis using the same procedure described in 4.1.6 to assess the impact on the concentration data in each analytical run.

6. Points to note

6.1. Calibration range

If concentration data obtained during the analysis of study samples are found within a narrow range of the calibration range, it is advisable to redefine the concentration levels of QC samples accordingly.

In case the calibration range is changed, partial validation should be performed. However, it is not necessary to reanalyze the study samples that have been quantified prior to the change (the calibration range, levels or number of QC samples).

6.2. Reanalysis

Possible reasons and procedures for reanalysis, as well as criteria for handling of concentration data should be predefined in the protocol or standard operating procedure (SOP).

Examples of reasons for reanalysis are as follows : calibration curve or QC samples failed to meet the criteria for the validity of analytical run ; the obtained concentration was higher than the upper limit of the calibration range ; the analyte of interest was detected in pre-dose or placebo samples ; improper sample processing or malfunction of equipment ; defective chromatogram ; and causal investigation on the abnormal value. Reanalysis of study samples for a pharmacokinetic reason should be avoided, whenever possible. In bioequivalence studies, it is not acceptable to reanalyze study samples only because the initial data were pharmacokinetically questionable in order to replace the concentration data. However, reanalysis of specific study samples are acceptable when, for instance, the initial analysis yielded an unexpected or anomalous result that may affect the patient safety in a clinical trial.

In any case, when reanalysis is performed, the analytical report should provide information of the reanalyzed samples ; the reason for reanalysis ; the data obtained in the initial analysis, if any ; the data obtained in the reanalysis ; and the final accepted values and the reason and method of selection.

6.3. Chromatogram integration

Procedures for chromatogram integration and re-integration should be predefined in the protocol or SOP.

In case chromatogram re-integration is performed, the reason for re-integration should be recorded and the chromatograms obtained both before and after the re-integration should be kept for future reference.

6.4. System suitability

Analytical instruments used in bioanalysis should be well maintained and properly serviced. In order to ensure optimum performance of the instrument used for bioanalysis, it is advisable to confirm the system suitability prior to each run, in addition to periodical check. However, confirmation of the system suitability is not mandatory in bioanalysis, because the validity of analysis is routinely checked by evaluation of calibration curves and QC samples in each analytical run.

6.5. Recovery

Recovery is a measure of the efficiency at which an analytical method recovers the analyte through the sample-processing step. In order to elucidate the nature of analytical method, it is advisable to evaluate the recovery.

The recovery is determined by comparing the analyte response in a biological sample that is spiked with the analyte and processed, with the response in a biological blank sample that is processed and then spiked with the analyte. It is important to demonstrate the reproducibility, rather than to show a higher recovery rate.

7. Documentation and Archives

In order to ensure adequate reproducibility and reliability of bioanalysis, results obtained in analytical method validations and study sample analyses should be documented in a validation report and a study sample analysis report as described below. The reports should be stored along with relevant records and raw data in an appropriate manner.

All relevant records and raw data should be kept, including those obtained in rejected analytical runs, specifically record of reference materials and blank matrices (receipt/release, use, storage), record of samples (receipt/release, preparation, and storage), record of analyses, record of instrument (calibration and settings), record of deviations, record of communications, and raw data such as analytical data and chromatograms.

Validation report

- Summary of the validation
- Information on the reference standards
- Information on the blank matrices
- Analytical method
- Validated parameters and the acceptance criteria
- Validation results and discussion
- Rejected runs together with the reason for rejection
- Information on reanalysis
- Deviations from the protocol and/or SOP, along with the impact on study results
- Information on reference study, protocol, and literature
- Representative chromatograms

Study sample analysis report

- Summary of the study sample analysis
- Information on the reference standards
- Information on the blank matrices
- Information on receipt and storage of study samples
- Analytical method
- Parameters, acceptance criteria, and results of the validity evaluation
- Results and discussion of study sample analysis
- Rejected runs together with the reason for rejection
- Information on reanalysis
- Deviations from the protocol and/or SOP, along with impact on study results
- Information on reference study, protocol, and literature
- Representative chromatograms, as needed

List of relevant guidelines

1) Regarding "the Guidance on Nonclinical Safety Studies for the Conduct of Human Clinical Trials and Marketing Authorization for Pharmaceuticals (ICH M3 (R2))" PFSB/ELD Notification No. 0219-4 dated February 19, 2010
2) Regarding the "Note for Guidance on Toxicokinetics : The Assessment of Systemic Exposure in Toxicity Studies." PAB/ELD Notification No. 443 dated July 2, 1996
3) Regarding the "Guideline on Nonclinical Pharmacokinetics." PNSB/ELD Notification No. 496 dated June 26, 1998
4) "Partial Revision of the Guideline on Bioequivalence Studies for Generic Pharmaceuticals." PFSB/ELD Notification No. 0299-10 dated February 29, 2012
5) Revision of the "Q&As concerning the Guideline on Bioequivalence Studies for Generic Pharmaceuticals." Office Communication dated February 29, 2012
6) "Note on Clinical Pharmacokinetic Studies of Pharmaceuticals." PFSB/ELD Notification No. 796 dated June 1, 2001
7) US FDA : Guidance for Industry, Bioanalytical Method Validation, U.S. Department of Health and Human Services, FDA, Center for Drug Evaluation and Research, Center for Veterinary Medicine (2001)
8) EMA : Guideline on bioanalytical method validation, EMEA/CHMP/EWP/192217/2009, Committee for Medicinal Products for Human Use (2011)

Glossary

Accuracy : The degree of closeness of a concentration determined by the method to the nominal (theoretical) concentration of the analyte. Accuracy is expressed as a percentage relative to the theoretical concentration.

Accuracy (%) = (Measured concentration/Theoretical concentration) × 100.

Analysis : A series of analytical procedures from sample processing to measurement on an analytical instrument.

Analyte : A specific compound being analyzed. It can be a drug, biomolecule or its derivative, metabolite, and/or degradation product in a sample.

Analytical run : A set of samples comprising calibration standards, QC samples, and study samples. A set of subsequently processed samples, called a batch, is usually analyzed as a single run without interruption in time and by the same analyst with the same reagents under the same conditions.

Assay variability : The degree of difference between the duplicate concentrations determined for a single sample. The difference is expressed as a percentage relative to the mean of the two.

Assay variability (%) = [(Concentration in analysis to be compared − Concentration in reference analysis) /Mean of the two] × 100.

Blank sample : A matrix sample processed without adding an analyte or internal standard.

Calibration curve : The relationship between the theoretical concentration and the response of the analyte. A calibration curve is generated from a blank sample, a zero sample, and at least 6 concentration levels of calibration standards, including an LLOQ sample.

Calibration standard : A sample spiked with the analyte of interest to a known concentration, which is used to generate calibration curves. Calibration standards are used to generate a calibration curve, from which the concentrations of the analyte in QC samples and study samples are determined.

Carry-over : An alteration of the measured concentration due to a leftover analyte in the analytical instrument used.

Cross validation : A validation performed when two or more analytical methods are used within the same study or when comparing analytical methods used in different studies after full or partial validation.

Dilution integrity : Assessment of the sample dilution procedure, when required, to confirm that the procedure does not impact the measured concentration of the analyte.

Full validation : Demonstration of all the validation items i.e., selectivity, lower limit of quantification (LLOQ), calibration curve, accuracy, precision, matrix effects, carry-over, dilution integrity, and stability. Full validation is usually performed when establishing a new analytical method.

Incurred sample : A study sample that is obtained from a subject or animal that was dosed with an active study drug.

Incurred sample reanalysis (ISR) : Reanalysis of a portion of the incurred samples in separate analytical runs on different days to check whether the original analytical results are reproducible.

Internal standard (IS) : A compound added to samples for normalization of the recovery of an analyte during sample processing and the response obtained by the analytical instrument. A structurally similar analogue or a stable isotope-labeled compound is used.

Lower limit of quantification (LLOQ) : The lowest concentration of an analyte at which the analyte can be quantified with reliable accuracy and precision.

Matrix : Whole blood, plasma, serum, urine, or other biological fluid or tissue selected for analysis. A matrix not containing exogenous chemicals (except anticoagulant) and their metabolites is called blank matrix.

Matrix effect : An alteration of the analyte response due to matrix component(s) in the sample.

Matrix factor (MF) : The ratio of the analyte response in the presence of matrix to the response in the absence of matrix.

$$MF = \text{Analyte response in the presence of matrix/Analyte response in the absence of matrix.}$$

Partial validation : A validation performed when minor changes are made to an analytical method that has already been fully validated. The items in a partial validation should be determined according to the extent and nature of the changes made to the method. It can range from as little as within-run accuracy and precision evaluation to a nearly full validation.

Precision : The degree of closeness between individual concentrations determined in repeated measurements. Precision is expressed as the coefficient of variation (CV) or the relative standard deviation (RSD) in percentage.

$$\text{Precision}(\%) = (\text{Standard deviation/Mean}) \times 100.$$

Processed sample : A sample after processing of a biological specimen, ready for measurement on an analytical instrument.

Quality control (QC) sample : A sample spiked with the analyte of interest to a known concentration used to assess the performance and reliability of an analytical method. In analytical runs, QC samples are analyzed to assess the validity of the analytical method used for calibration curve and study sample analysis.

Quantification range : The range of concentration of an analyte in which the analyte can be quantified with reliable accuracy and precision. Quantification range of a bioanalytical method is ensured by the range of calibration curve (calibration range) and the dilution integrity.

Reanalysis : Repetition of a series of analytical procedures from the processing step on samples that have been analyzed once.

Recovery : The efficiency at which an analytical method recovers the analyte through the sample-processing step.

Recovery (%) = (Response in a biological sample that was spiked with the analyte and processed/Response in a biological blank sample that was processed and then spiked with the analyte) ×100.

Reference material (Reference standard) : A compound used as the standard in quantifying an analyte ; mainly used to prepare calibration standards and QC samples.

Response (Response variable) : A response obtained by the detector on an analytical instrument, usually refers to a peak area (or a peak height) obtained from the chromatogram generated by conversion of instrument responses into electric signals.

Selectivity : The ability of an analytical method to measure and differentiate the analyte and the internal standard in the presence of other components in samples. Selectivity is often used interchangeably with specificity, but some point out that these two terms should be distinguished, as specificity is an ultimate form of selectivity. Based on this idea, specificity is generally the ability to detect a single component, while selectivity is defined as the ability to detect a series of substances which share certain characteristics. In other words, selectivity is the ability to differentiate the analyte and the internal standard from other components, which could also be detected.

Specificity : See the definition of "Selectivity."

Stability : The chemical or biological stability of an analyte in a given solvent or matrix under specific conditions over given time intervals. Analyte stability is evaluated to ensure that the analyte concentration is not affected as the samples move through each step of the process from collection to final analysis.

Stock solution : A non-matrix solution of reference material at the highest concentration prepared in an appropriate solvent.

Study sample : A biological specimen that is obtained from a toxicokinetic study or clinical trial for bioanalysis.

Surrogate matrix : A matrix used as an alternative to a matrix of limited availability (e.g., tissue, cerebrospinal fluid, bile).

System suitability : Confirmation of optimum instrument performance using a reference standard solution of the analyte prior to an analytical run.

Tiered approach : A strategy to initially limit the characterization of analytical method and to gradually expand parameters to be characterized and the extent toward a full validation as the development process proceeds. (see Annex)

Validation : Demonstration of adequate reproducibility and reliability of an analytical method through various evaluations.

Working solution : A non-matrix solution prepared by diluting the stock solution in an appropriate solvent. It is mainly added to matrix to prepare calibration standards and QC samples.

Zero sample : A blank sample spiked with an internal standard.

Annex Application of a tiered approach

    Metabolites in human are sometimes unknown at the early stage of clinical trials and the sufficient supply of reference material of the metabolite may be delayed. In such cases, the so-called tiered approach may be applied for analytical method validation for efficient pharmaceutical development.

    The tiered approach is a strategy to limit the characterization of an analytical method initially and to gradually expand parameters to be characterized and moving toward a full validation as the development process proceeds. Pharmaceutical research and development could be carried out more efficiently by adopting the tiered approach in the early to mid-stages of the development process, enabling early-stage evaluations and facilitating predictions of future development.

    However, even when the tiered approach is used, it is advisable to predefine appropriate criteria for the characterization of analytical method based on scientific judgment in order to improve the reproducibility and reliability of concentration data obtained.

1) Viswanathan, C.T., Bansal, S., Booth, B., DeStefano, A.J., Rose, M.J., Sailstad, J., Shah, V.P., Skelly, J.P., Swann, P.G. and Weiner, R. : *AAPS J.*, 9(1), E30-E42 (2007)
2) Timmerman, P., Kall, M.A., Gordon, B., Laakso, S., Freisleben, A. and Hucker, R. : *Bioanalysis*, 2(7), 1185-1194 (2010)
3) US FDA : Guidance for Industry, Safety Testing of Drug Metabolites, U.S. Department of Health and Human Services, FDA, Center for Drug Evaluation and Research (2008)

別添2

Questions and Answers (Q&A) for the Guideline on Bioanalytical Method Validation in Pharmaceutical Development

《Reference standard》

Q1. How should I use a reference standard when the expiration date has not been established?

A1. When the expiration date is not established, an appropriate quality control for the reference standard by setting a retest date or by using other measures should be employed.

《Selectivity》

Q2. Selectivity is one of the parameters to be assessed in an analytical method validation. Is it different from "specificity"?

A2. "Selectivity" is listed as a parameter to be assessed according to the guidelines for analytical method validation. It is defined as the ability of an analytical method to detect the target analyte and its internal standard without having any interference from other components in the samples. "Selectivity" is equivalent to "specificity" which is mentioned in "Text on Validation of Analytical Procedures" (Notification No. 755 of Pharmaceuticals and Cosmetics Division, Pharmaceutical Affairs Bureau, Ministry of Health, Labour and Welfare, dated July 20, 1995). The term "selectivity" is widely used in bioanalytical method validations using chromatography ; in addition, "selectivity" has been used in overseas guidances/guidelines. Thus, the term "specificity" in an old dataset can be regarded to an equivalent parameter to "selectivity" mentioned in this guideline.

《Stability》

Q3. Can I use an index other than mean accuracy for stability assessment?

A3. In principle, stability of an analyte should be assessed by the mean concentration against its nominal value considering an assay error in the measurement of pre-storage samples. If the other indices are more appropriate for evaluating the stability of a specific analyte in view of assay precision, indices such as residual ratio could be used for evaluation. When indices such as residual ratio are used, the procedures and acceptance criteria should be predefined in the protocol or the standard operating procedure (SOP) for the evaluation.

Q4. How should I assess stability of an analyte after freeze and thaw cycles?

A4. Quality control (QC) samples stored under the target frozen state are thawed under the same condition as that used for study sample analysis. After the samples are completely thawed, the samples are frozen again under the same condition. The samples should be frozen for at least 12 hours. A series of process from freezing to thawing is defined as 1 cycle, and the QC samples are measured after the same number of freeze-thaw cycles applied to the study samples or more. The accuracy of QC samples should be within ±15% deviation of the theoretical concentration,.

《Cross validation》

Q5. What is a specific example of cross validation comparing analytical methods used in different studies?

A5. Cross validation is performed to compare different analytical methods based on different analytical principles (for example, LC-MS/MS and ELISA). In this case, both the validation procedure and the acceptance criteria (i.e., mean accuracy or assay variability) should be separately defined on the basis of scientific justification by considering the nature of the analytical methods.

If analytical methods with the same analytical principle with a minor modification are used in different studies, cross validation may be not performed in most cases, because the validity of the modified analytical method is usually verified by a partial validation.

Q6. Why does this guideline state, "the mean accuracy...at each level should be within ±20% deviation of the theoretical concentration"?

A6. The guideline requires that the mean accuracy of an analytical method at each concentration level should be within ±15% deviation of the theoretical concentration. For cross validation, acceptance criteria is set at 20% considering intra- and inter-laboratory precision.

If study samples are analyzed by different laboratories in the single study, an effort to minimize inter-laboratory variations is necessary in addition to the analytical method validation. A handling of study samples and reference standards should be defined in the protocol or SOP for the analysis.

《Incurred samples reanalysis (ISR)》

Q7. Is ISR required for urine samples?

A7. ISR is mandatory for urine samples as well as for blood samples, if drug concentrations in urine are used as a primary endpoint in bioequivalence studies since no drug is detected in the blood. The need for ISR depends on the significance of urine concentrations.

Q8. How should I perform ISR in toxicokinetic studies?

A8. In a GLP toxicokinetic study, ISR should be performed once per matrix for each animal species. If an analytical method is modified or analysis is performed in a different laboratory, ISR should be performed again.

In addition, ISR can be performed during a bioanalytical method validation using study samples obtained from a non-GLP study such as a dose-finding study performed before a GLP toxicokinetic study. In this case, the study design, including dose and regimen, should be comparable to that of the GLP study.

Q9. How should I perform ISR in clinical trials?

A9. ISR should be performed in representative clinical trials whose pharmacokinetic data as a primary endpoint. To evaluate the validity of an analytical method in an early stage, ISR should be performed as early as possible in the process of pharmaceutical development.

In a clinical trial with a different population of subjects with altered matrix composition, ISR should be performed again. In a bioequivalence study which serves pharmacokinetic data as the primary endpoint, ISR should be performed in the study.

Q10. If study samples obtained from clinical trials are already available at the time of analytical method validation, can I use the samples for ISR?

A10. If you have already obtained study samples from a clinical trial at the time of analytical method validation, you can use the samples for ISR. For example, a metabolite is added to the analyte(s), or reanalysis is performed with an improved analytical method after a failure to meet ISR acceptance criteria. However, an informed consent must be obtained from each subject who provides the study samples. The procedures of ISR and related items should be predefined.

Q11. If overall results meet the ISR acceptance criteria, but the assay variability of a specific sample exceeds the threshold of ±20%, is it required to reanalyze the samples to correct first value?

A11. ISR is intended to confirm the validity of an analytical method using study samples. Therefore, reanalysis of individual study samples is not required to correct the first value, even though the assay variability exceeds the threshold of ±20% when overall result meets the ISR acceptance criteria.

Q12. Where in a report is appropriate to provide ISR results?

A12. When the ISR is performed in the study sample analysis, ISR results should be reported in a study sample analytical report to prove the validity of an analytical method. When the ISR is performed in the analytical method validation, ISR results should be reported in a validation report.

《Carry-over during study sample analysis》

Q13. Is it required to repeat assessment of carry-over during study sample analysis even if it is examined in the analytical method validation?

A13. The extent of carry-over may alter depending on the state of the analytical instrument used and the total number of samples analyzed. Thus, carry-over after the analytical method validation should be paid attention. In particular, carry-over should be assessed during study sample analysis, if carry-over cannot be avoided completely in the analytical method validation.

It is not required to report the carry-over in each assay run in a report of study sample analysis.

《Reanalysis》

Q14. What issues should be addressed in reanalysis for a pharmacokinetic reason?

A14. Reanalysis of study samples for a pharmacokinetic reason should be avoided, whenever possible, in order to maintain objectivity. If reanalysis due to pharmacokinetic reason is performed, the selection of reanalysis samples should be carefully considered, for example, are included the one before and one after blood sampling points of the questionable sample in the analytical run. In addition, procedures for reanalysis should be predefined, including the number of repeat and the selection of report values, in the protocol or SOP.

In principle, reanalysis of the study samples based on the analytical results obtained is not acceptable in a study using bioanalytical concentrations as a primary endpoint, such as bioequivalence studies. However, this does not restrict reanalysis for investigation and verification which does not replace the concentration data from first results.

《Others》

Q15. How should I perform analytical method validation for endogenous substances?

A15. This guideline does not cover the validation of an analytical method for an endogenous substance (e.g., vitamins, amino acids) in biological samples, even though it is administered as drugs ; because such validation may involve some issues that are not appropriate for the application of specifications in this guideline. However, it is recommended to perform appropriate validation according to the specifications in this guideline.

It is acceptable to use an appropriate surrogate matrix to measure concentrations of endogenous substances in biological samples. In this case, the validity of the surrogate matrix should be shown in analytical method validation.

[医薬品開発における生体試料中薬物濃度分析法のバリデーションに関するガイドライン（案）]
に関する意見の募集に対して寄せられた御意見について

厚生労働省医薬食品局審査管理課

平成24年4月5日から6月4日までのパブリックコメント募集の期間に、ガイドライン案全般にわたって多くの貴重なご意見を集約すると28件の質問、コメントがあり、以下の表にご意見の内容等を整理して公表することとしました。ご協力いただいた皆様に感謝します。ご意見内容について詳細な判断に迷う場合等の方向性を示されるものとして有用であると考えます。なお、重複した意見等、趣旨や趣旨が不明な語句のみはものは省きましたことをご了承下さい。

意見番号	頁	項目番号	行	該当する箇所	御提案のあった修正案	御意見・コメント	回答
1						各項目についてもう少し具体的な解説を示した解説書あるいはQ&A集を作成ないし添付していただいてはしょうか。記載内容について詳細な判断に迷う場合等の方向性を示されるものとして有用であると考えます。	Q&Aで解説しました。
2						本ガイドラインが施行される前に、既にFDAやEMAのガイドラインに沿ってバリデートされ、既にいくつかの試験において実試料分析の実績がある分析法を、本ガイドライン施行以降の実試料分析に適用する際の留意点について教示いただけないでしょうか。	当該ガイドラインの通知を御覧下さい。
3	1	1.はじめに	4-5	臨床薬物動態試験や非臨床薬物動態試験（トキシコキネティクス試験を含む）	臨床薬物動態試験、非臨床薬物動態試験及びトキシコキネティクス試験		本文の趣旨を考慮し、原案のままとしました。
4	1	1.はじめに	15-17	そのため、特別な分析法を用いる場合や得られた濃度情報の使用目的によっては、科学的な判断に基づき、あらかじめ妥当な判断基準を設定する等、柔軟に対応を考慮することが必要である。	「段階的アプローチ」という用語でここに含めることを提案致します。	この段落は生体試料中薬物濃度分析法のバリデーションの、段階的アプローチの原則について記載しているように思われます。しかし、具体的に「段階的アプローチ」という用語が用いられていない。	本段落は、段階的のアプローチのみを想定しているものではありません。
5	2	2.適用	21-23	本ガイドラインは、トキシコキネティクス試験及び臨床試験における生体試料中薬物濃度のバリデーションる際に用いられる分析法のバリデーション並びに当該分析法を用いた実試料分析に適用するものとする。	「トキシコキネティクス試験（トキシコキネティクス試験を含む）」に修正する。	トキシコキネティクス試験では、血漿中の薬物濃度を測定しますが、通常、血液中のバリデーションでは、当該ガイドラインをトキシコキネティクス試験に限定すると、非臨床薬物動態試験における尿中、胆汁中を対象とする薬物濃度測定はこれ以外であるとの誤解を招く可能性があります。	本ガイドラインは、医薬品の承認申請に添付する試験成績を適用対象とすることを明確にするためGLPで実施されるトキシコキネティクス試験を明示しました。
6	2	3.標準物質（標準品）	39-41	使用する標準物質については、入手先及び化学構造が明らかで医薬品の使用実績がある、ロット番号、有効期限、含量又は純度並びに保存条件等を明らかにした分析証明書が必要である。	認定された局方標準品（USP等）を根拠書類を必要とせずに使用できることを考慮していただきたい。	この記述はUnited States Pharmacopeia (USP)のような組織から提供されて標準されていないとの理解で良いか。USPでは純度の明らかな標準品が提供されるが、分析証明書（COA）は通常、提供されず、要求すると、追加試験や追加費用の発生を伴うもので、標準品から得られるデータの品質の向上に寄与するとは考えられない。CROでは、化学構造情報が必ずしも入手できない現状がある。分析証明書への記載は必要ないとの理解で良いか。他 類似意見1件	御指摘を踏まえ、以下のように変更しました。また、Q&AでもQ1を御覧下さい。[変更後] 使用する標準物質については、ロット番号、含量又は純度、及び保存条件ならびに分析証明書又はそれに代わる文書が必要である。入手先、化学構造及び有効期限等を明らかにしておくことが望ましい。
7						有効期限の設定について記載内容の追加もしくは解説書等を考慮いただくことは可能でしょうか。	分析証明書に有効期限が明らかになっていない物質も多くあるが、その場合は標準物質として使用できないのか。日米規定などで定めて用いて良いか。分析証明書からは標準物質の品質保証について有効期限が記載されなければならないことになっているが、記載されない場合は分析実施後に使用されない場合は、実施試験の安定性を保証する方法としてそのことを考慮することもできると考えます。

意見番号	頁	項目番号	行	該当する箇所	御提案のあった修正案	御意見 コメント	回答
8						開発初期のTK測定時では、特に代謝物標準品の有効期限を予め明らかにすることは困難な状況があります。測定後に再評価して安定であったことを確認するなどの対応でも良いでしょうか。また、その旨も含まれるようにBMVガイドラインに記述頂けないでしょうか。他、類似意見3件	
9	2	3.標準物質(標準品)	41-43	内標準物質に対する分析証明書は必ずしも必要ではないが、分析対象物質の分析に影響を与えないことを確認した上で内標準物質を用いる必要がある。	[分析対象物質の分析に影響を与えない]は、具体的にどのような対応を示していますか。具体的には選択性試験として実施しているのでしょうか。	Q&AのQ1を御覧下さい
10	3	4.分析法バリデーション	45		堅牢性はバリデーション項目として必要ではないのか。(同一施設での同一機種間についての堅牢性は必要ないのか)	分析に影響を与えないことの確認方法として、内標準物質の添加によってどのようなクロマトグラム上の分析対象物質の溶出位置近傍にレスポンスを生じない(ピークが出ない)ことの確認がよく実施されていると思いますが、それのみで十分でしょうか。その他に確認すべき事項があれば例示できないでしょうか。	生体試料分析においては、実試料測定時に分析単位ごとに検量線、QC試料の測定を行うことで分析法の妥当性を確認しているため、バリデーション試験において堅牢性の確認は求めないこととしています。
11	3	4.分析法バリデーション	45			内標準溶液の安定性はバリデーション項目として必須ですか。他 類似意見1件	内標準物質は、前項3で分析対象物質の分析に影響を与えないことを確認することとしています。
12	3	4.1.フルバリデーション	47		代謝物追加時のバリデーション試験の項目について具体的に記載しただけではどうでしょうか。もしくは解説書等での説明をお願いします。	既にバリデーション実施済みの方法に代謝物を追加する際のフルバリデーションについて、同時定量であっても代謝物等のみの分離バリデーションを行うことで問題はないと考えています。しかしながら、その判断の根拠となるものがありません。	代謝物等を新たな分析対象物質として追加する場合には、他の分析対象物質等への影響を考慮した上で、フルバリデーションの実施の必要性を検討してください。
13	3	4.1.フルバリデーション	49-51	ある分析施設において、薬物又はその代謝物の生体試料中薬物濃度を定量する際の分析法を新たに確立する際には、フルバリデーションを実施する。	[ある分析施設において、]は不要ではないでしょうか。この記載があるために分析法シャルバリデーションの移管が必要になる際にもフルバリデーションとの印象を受け、後にバリデーションの要件として[分析法の他施設への移管]と記載されていることとの矛盾が感じられるように思います。	科学的根拠に基づき必要な分析バリデーションを求める箇所が広がらぬよう、本文を削除し、4.分析法バリデーションについて追記しました。 [追加内容] 4.分析法バリデーション 薬物又はその代謝物の分析法を使用し、薬物又はその代謝物の生試料中薬物濃度を定量する際の分析法を確立する際には、施設ごとに分析法バリデーションを実施する。
14	3	4.1.フルバリデーション	52-55	また、文献等で公表された分析法を使用する場合にも、フルバリデーションの実施が必要である。	安定性などの分析方法によらない項目についても同様な結果になるのでしょうか。マトリックスや溶媒中の薬物の安定性については、分析方法によって異なる結果とはならないと考えます。文献で公表された分析法(保存時安定性を含む)が公表されている場合、長期保存定(例えば-20℃で6カ月)の結果は利用できると考えます。	御提案の内容では、妥当性が確保されないと考えます。原案のままとします。

No.		項目	ページ	意見	コメント	回答
15	3	4.1. フルバリデーション	57-58	通常、フルバリデーションは、分析対象となる各種又はマトリックス（主に血漿、血清、全血又は尿）ごとに実施する。	薬物開発における主要なPK評価のためのマトリックスのみをフルバリデーションの対象とすることを提案する（例えば、尿や組織等の特殊なマトリックスとして評価にこれらを使用する実試料の対象は除外する）。	本文はそのままにしました。誤認を与えることのないよう、パーシャルバリデーションの項から該当部分を削除しました。
16	3	4.1. フルバリデーション	59-60	分析法バリデーションに用いるマトリックスは、抗凝固剤や添加剤を含め、分析対象の実試料にできるだけ近いものを使用する。		添加剤（Additives）という用語が4.2項（パーシャルバリデーション）と矛盾しているように見えます。他 類似意見1件 添加物は化学物質に限りませんが、分析対象物質の安定性を高めるためにマトリックスに加える化学物質のことを指していることを理解します。
17	3	4.1. フルバリデーション	59-60		「できるだけ近いもの」とは、どのような項目に基づいて判断すればよいのか例示できないでしょうか（性、年齢、週齢）、食習慣、基礎疾患など）。	実試料分析に影響を及ぼすことのないよう、できるだけ近いマトリックスを使用することを求める趣旨です。
18	3	4.1.1. 選択性	68		代謝物や併用薬が存在することが分かっている場合には、選択性への影響を評価する必要があると思われます。	本ガイドラインは推奨される一般的な指針を示すものであり、他にも測定データに影響を与える要因がある場合には必要に応じて評価してください。
19	3	4.1.1. 選択性			MS測定で分析対象物質が限られている場合「特異性」としても良いか。	Q&AのQ2で解説しました。
20	3	4.1.1. 選択性	72-73	選択性は、少なくとも6個体から得られた個別のブランク試料（分析対象物質や内標準物質を添加せずに前処理したブランク試料）を用いて評価する。	内標準物質が分析対象物質の検出に影響を及ぼさないかを評価する必要があると考える。	本ガイドラインは推奨される一般的な指針を示すものであり、他にも測定データに影響を与える要因がある場合には必要に応じて評価してください。
21	3	4.1.1. 選択性	72-73	選択性は、評価に用いた試料を「ブランク試料」と限定していないが、評価に用いる試料（内標準物質を添加した プランク試料（ゼロ試料））も評価する必要はないか。	ブランク試料の背景（性別、年齢、健常人か患者かなど）を実試料と合わせる必要があるのか。	実試料分析に影響を及ぼすことのないよう、できるだけ近いマトリックスを使用することを求める趣旨です。
22	3	4.1.1. 選択性	72-73		5個体で承認しているものもあるので、あえて6個体とする必要はないと思う。また、プール血漿などは複数個体をブールして作製しているので、5個体以上をブールして作製したプール血漿1例で実施しても、5個体を別々にしての選択性の評価は同じではないか。	選択性を評価するので、5個体以上とし、プール血漿は使用しないことが望ましいです。
23	3	4.1.1. 選択性	74	各分析対象物質及び内標準物質に対する妨害作用がないことを確認する。	「作用」とは力を及ぼすなど動作を伴う言葉と捉えますので「妨害作用」ではなく「妨害」としたほうが適切ではないでしょうか。	御指摘のとおり修正しました。
24	3	4.1.1. 選択性	75-76	希少なマトリックスを使用する場合には、6個体よりも少ない個体から得られたマトリックスを使用することも許容される。	希少なマトリックスでは6個体未満が許容されているが、最低個体数が記載されていないため1個体でも許容されてしまうが、最低個体数は記載すべきでは？	最低個数を規定するのは困難なので、原文のままとします。

意見番号	頁	項目番号	行	該当する箇所	御提案のあった修正案	御意見	コメント	回答
25	3	4.1.1. 選択性	77-79	ブランク試料において妨害物質に由来する応答変数（レスポンス）が認められない、又は妨害物質に由来するレスポンスが定量下限及びブランク対象物質の20%以下であり、分析対象物質の5%以下でなければならない。	「レスポンス」とは、分析対象物質又は内標準物質の平均レスポンス又は最低レスポンスのいずれかを示すのかを明確にしてください。		誤認される可能性は低いので、原文のままとしました。
26					「変数」とはかわりうる値という意味なので、ここでは「応答変数」ではなく「応答」としたほうが適切ではないでしょうか。		応答変数が適当と考えますので、原文のままとします。
27	3	4.1.2. 定量下限	81	4.1.2. 定量下限		「定量限界」としても良いか。		定量下限が適当と考えますので、原文のままとします。
28	4	4.1.2. 定量下限	85-87	定量下限試料における分析対象物質のレスポンスは、ブランク試料のレスポンスの5倍以上である必要がある。	定量下限試料において妨害物質に由来するレスポンスが認められない、又は妨害物質に由来するレスポンスが定量下限における分析対象物質の20%以下でなければならない。	通常、これは実施する項目として入れておくべきものでしょうか。LC-MS/MSのSRMやMRM測定の場合、ブランク試料由来のピークはほとんどゼロです。「レスポンス=ゼロ」となる場合が多いが、細かい話を恐縮ですが、「ゼロ」のままですので、数字の0を何倍しても「ゼロ」のままですから、5倍以上、求まりません。この解釈は常識的な判断であるようにしていますが、ピークが認められた場合のみ、この評価（5倍以上かどうかの計算）を実施することでも問題ないようにおもいますが、いかがでしょうか。あるいは、文案を78行目の「選択性」から引用してはいかがでしょうか。意味としては全く同じです。一つのガイドラインの中で同じ意味の内容を異なる表現で規定するのは好ましくないと思いますので、改訂案ではいかがでしょうか。他 類似意見1件	ブランク試料のレスポンスは認められないことは考えにくく、原文の記載が適当と考えます。
29	4	4.1.2. 定量下限				「レスポンスは、ブランク試料の5倍以上である」は、試験時に基準として設定する必要があるか？		必要があると考えます。
30	4	4.1.2. 定量下限			具体的に何に対して5倍以上と記載した方が分かり易いと考える。	用語解説（426行目）に「レスポンスはピーク面積値（あるいはピーク高さ値）」とあるが、ブランク定量下限（ある物質由来のレスポンスが定量下限が想定されている分析対象物質の20%のレスポンス）と想定されているのか、それともシグナルノイズ比が5倍以上と述べているのか不明瞭であるか記載していただきたい。		原文の記載で十分と考えます。
31	4	4.1.3. 検量線	93	検量線は、分析対象物質ごとに作成される必要がある。	検量線作成の基準は、検量線試料を各濃度n=1で測定することとしか記載されていません。1回の測定で各濃度n=2でそれ以上で測定した場合の基準についても記載してしていただきたい。	EMA-BMV-GLでは、各感度n=2やそれ以上測定した場合の基準について明記されているため、他 類似意見3件		分析単位毎に検量線を評価するため、その必要はないと考えます。
32	4	4.1.3. 検量線	95-97	検量線は、ブランク試料、ゼロ試料、標準物質を添加したブランク試料（内標準試料を含む）及び、定量下限及び定量上限を含む6濃度以上の検量線用標準試料から構成する。	「検量線は、ブランク試料、ゼロ試料、（内標準物質を添加したブランク試料）及び、定量下限及び定量上限を含む6濃度以上の検量線用標準試料から構成」ではないでしょうか。他 類似意見1件		定量上限の意味が不明瞭なので、原文のままとします。

No.		項目	行	意見	回答
33	4	4.1.3. 検量線		ブランク試料およびゼロ口試料の評価については記載がない。定量値に影響を与えるものがあるべきではないか。検量線に使用するのか、しないのか、どちらでもよいならば、それを明記すべき。	ゼロ試料等の評価の必要性は低いと考えます。評価の判断基準の記載に影響がなければ、ブランク試料およびゼロ口試料に定量値を与えるものが検出されても問題ないことになる。また、検出されても問題ないとすれば、測定する意味はないのではないか。
34	4	4.1.3. 検量線		基準から外れた標準試料の扱いを明確に記載するべきではないか。検量線に使用するのか、しないのか、どちらでもよいならば、それを明記すべき。	科学的妥当性を考慮し、必要に応じて、あらかじめの各施設のSOP、各試験の計画書で定めておくべき。
35	4	4.1.3. 検量線	97-98	検量線の回帰式及び重み付け条件には、一般的に濃度とレスポンスの関係を示す最も単純なモデルを用いる。	一般的に、回帰式及び重み付け条件には濃度とレスポンスの関係が最も単純なモデルを用いているものであり、バリデーション内で他の回帰図したモデル又は重み付けを比較することを意図したものではありません。
36	4	4.1.3. 検量線	98	重回帰式を用いても良い。	最も単純なモデルを用いることを考慮します。が、現在の科学的水準を考慮し、重回帰式を用いていることが適当なケースもあります。「重回帰式（multiple regression equation）という語から、ホドラックガイダンスは、（必要に応じて）線形以外の回帰モデルの使用も許容していると理解します。他 類似意見2件
37	4	4.1.3. 検量線	99-100	報告書には、用いた回帰モデル及び相関係数又は決定係数を記載する。	通常、クロマトグラフィーを利用した測定法の場合には重回帰式を用いる事はないと思います。どのような場合を想定されていますか？例外的な事例について記載されているようでしたら削除したほうが良いと思います。
38	4	4.1.3. 検量線		相関係数や決定係数の報告書への記載を不要としてはいかがでしょうか。	回帰式で誤認を与えないので、原文のままとしました。
39	4	4.1.3. 検量線	103-104	検量線用標準試料が検量線の最高濃度を含める少なくとも6濃度の標準試料が、上記の基準を満たすものとする。	検量線式から得られる逆回帰値がクライテリアを満たすことを十分に高値（0.99以上）で示すことで関係数や決定係数への記載がないとき考えられます。他 類似意見2件
					判定基準をより明確にするために、"ブランク試料及びゼロ口試料を除く"ことを記載してはいかがでしょうか。少なくとも6濃度（ブランク試料及びゼロ口試料を除く）…
					御指摘を踏まえ、95-97行目以下のとおり変更しました。【変更後】検量線は、定量下限を含む6濃度以上の検量線用標準試料、ブランク試料及びゼロ口試料（内標準物質を添加したブランク試料）から構成する。
40	4	4.1.4. 真度及び精度	111-112	真度及び精度は、QC試料、すなわち分析対象物質濃度が既知の試料の分析を分析することによって評価される。	QC試料に添加する標準溶液の割合を規定すべきと思います（例：標準溶液の添加量はマトリックスに対して5％以下を最大とするなど）。ご検討ください。
					標準溶液の最大濃度を一律に示すことはできませんが、溶媒等の影響が出ないような濃度で使用してください。

意見番号	頁	項目番号	行	該当する箇所	御提案のあった修正案	御意見	コメント	回答
41	4	4.1.4. 真度及び精度		…最低4濃度（定量下限、低濃度、中濃度及び高濃度）のQC試料…	「最低4濃度」の中に検量線の最高濃度が含まれておりません。検量線用試料とQC試料の調製法が異なる事を想定し、実試料を疑似したQC試料で、検量線の最高濃度までの真度及び精度を確認する必要があると思います。例えば、高濃度のQC試料を検量線の定量可能であれば最高濃度の85％以上とした場合には、検量線の定量範囲内で定量可能ですので、できるだけ最高濃度付近の真度、精度を確認するような記載への変更をご検討願います。			最高濃度の設定は現実的ではないため、原文の記載が適切と考えます。
42	4	4.1.4. 真度及び精度				検量線試料及びQC試料をそれぞれに調製・使用する必要はないかと思います（しかし、これは多くの研究室で慣習的に行っています）。著者の意図図が、1又は2つの独立した標準原液を準備することを科学者の裁量に任せることであるならば、まったく異存はありません。		必ずしもバリデーションで標準原液を評価する必要はないと思われますが、標準原液の調製誤差のリスクはなるべく低くすべきです。
43	4	4.1.4. 真度及び精度	114-115	…、中濃度は検量線の中間付近、…	QC試料の濃度について、中濃度は検量線の中間付近、と記載されているが、量線の中間付近とはどのような濃度を考えるのかが分かり易いと考える。他 類似意見4件	検量線の中間の中間としては、種々の考え方ができるため、共通認識を持つことが望ましいと考える。種々の考え方の中の一例としては、定量下限と最高濃度の幾何平均値、最高濃度の1/2、最高濃度の算術平均値、検量線設定した場合の7濃度設定した場合の7濃度設定した場合の7濃度設定した場合の4番目）などがある。		検量線範囲や実測定で推定される濃度などから判断してください。
44	4	4.1.4. 真度及び精度	115-117	分析単位内の真度及び精度は、各濃度あたり少なくとも5回の繰り返し分析をすることによって評価される。		「5回の繰り返し分析」とは、1回について各濃度1試料の前処理を行うことを5回繰り返し終了した後に2回目の前処理を開始するといった順番で5回分の前処理を行うという意味なのか、あるいは、1回の前処理に同時に行うことも「5回の繰り返し分析」に入るのかが分からない。また、測定において、各濃度1試料を1つの測定単位として5回とも1回の測定で測定してもよいのか分からない。濃度毎に5試料をまとめて測定するのか、他 類似意見1件		「分析単位及び分析」の用語解説において、1回で各濃度5試料を前処理することが記載されています。
45	4	4.1.4. 真度及び精度	117-118	日間変動のついても3回の分析単位を実施することで評価される。	日間変動についての記載がありません。具体的に記載してください。他 類似意見2件	EMA-BMV-GLでは、少なくとも2日以上と明記されているため。		実試料分析の変動要因を考慮して、判断すべきと考えます。
46	5	4.1.5. マトリックス効果	128-130	マトリックス効果は、マトリックスファクター（MF）を算出することによって評価される。MFは、マトリックス対象物質存在下での分析対象物質のレスポンスを、マトリックス非存在下での分析対象物質のレスポンスと比較することによって算出される。		例えば、マトリックスが血漿である場合、マトリックス存在下での分析対象物質のレスポンスとは、血漿を前処理（抽出によるロスの影響を排除し、マトリックスの影響のみを評価するため）の後、分析対象物質を添加したものに対するレスポンスを、マトリックス非存在下でのレスポンスとは、非マトリックスのレスポンス（例えば超純水）にか分析対象物質を添加したものに対するレスポンスと理解で間違いないでしょうか。分析対象物質の標準溶液を添加したものをモニタリングするのか、それとも何も添加していないものをモニタリングするのかで分析対象物をモニタリングするものです。		マトリックスの有無以外も同じ条件として分析するものです。

No.	章	項目	行	意見	回答
47	5	4.1.5. マトリックス効果		マトリックス効果の検討を行なう濃度数及び濃度について、具体的に記載していただきたい。他 類似意見11件	EMAガイドラインとは異なり、マトリックス試験の推奨濃度についての記載がありませんが、本ガイドラインのような柔軟性を歓迎します。御意見ありがとうございます。
48	5	4.1.5. マトリックス効果		EMA-BMV-GLでは、マトリックス効果の検討は2濃度(LLOQの3倍以内とULOQ付近)と明記されているため。	マトリックスの影響は、一般に濃度が低いほうが強く出ることが多いですが、イオン化状態の変化等により高濃度で影響が出ることもあり得るので、様々な場合が想定されるので、回収率や直線性とあわせて、複数濃度での評価を行うことが必要です。
49	5	4.1.5. マトリックス効果	131-132	内標準物質を用いて、MFを補正しても良い。	[内標準物質を用いて、MFを補正しても良い]とは、推奨は内標準補正を用いない方法なのか?
50	5	4.1.5. マトリックス効果		MS測定において内標準物質の安定同位体を使用する場合、[マトリックス効果]の項目は省略してもよい(省略できるのであれば省いて欲しい)。他 類似意見2件	記載は削除を意図するものではありません。安定同位体を補正するので評価は必要です。
51	5	4.1.5. マトリックス効果	132-133	MFの精度は、個体間で15%以下でなければならない。	精度が15%以下であっても真度が目的になるとは限らないため、真度の評価をする必要があるものと考える。個体差の程度を評価するので、最低6個体が必要と考えます。
52	5	4.1.5. マトリックス効果	134-137	マトリックスを用いて調製したQC試料を分析することによっても、マトリックス効果を評価できる。少なくとも6個体から得られたマトリックスで調製したQC試料を分析し、定量値の精度は、個体間で15%以下でなければならない。	QC試料でマトリックス効果を評価する際、精度に加え、真度の評価も必要ではないか。選択性同様に6個体よりも少なくても良いのではないか。安定性などは3つで評価できるのだから同様に3個体で十分に評価できるのではないか。
53	5	4.1.5. マトリックス効果	138-140	なお、希少なマトリックスを使用する場合には、6個体よりも少ない個体から得られたマトリックスを使用してよい。	特殊なマトリックス(溶血、高脂質)使用時の必須項目を規定しない。	これらの検討すべてをバリデーションに加える価値があるかは科学的に証明されていないのです。本ガイドラインは推奨されている一般的な指針を示したものであり、他にも測定データに影響を与える要因があるのであり、必要に応じて検討してください。
54	5	4.1.6. 回収率	141		内部標準物質は評価対象までとしなくてもよいと判断しました。
55	5	4.1.6. 回収率	141-148	回収率とは、試料の前処理過程における分析対象物質の回収率である。回収率は、分析対象物質を生体試料に添加して、前処理した試料を分析したときのレスポンスと、ブランクの生体試料を前処理した後に分析対象物質を添加したときのレスポンスを比較することにより算出される。最低3濃度(低濃度、中濃度及び高濃度)において少なくとも3回の繰り返し分析を行うことによって、回収率を評価する。	回収率、バリデーション項目として必要ではないか。他 類似意見4件	回収率は、日内、日間再現性の評価が可能(回収率が悪くなる)であり、注意事項としての記載を加えました。回収率を評価するために有用であるとの総括で考えます。もし日内日間再現性でバリデーション項目を兼ねて残す場合には、再現性を示していただきたいと思います。回収率をバリデーション項目としない場合、必要性の記述を確認するため、再現性であるかの総括で考えます。
56	5	4.1.6. 回収率		EUのガイダンスに準拠し、[低濃度及び高濃度]とすべきである。	分析法バリデーションの評価項目ではないと判断することとしました。回収率の判断の目安は不要と考えます。
57	5	4.1.6. 回収率	148-149	回収率は直そのものより各濃度において再現性があることが必要である。	回収率において、[再現性が必要である]とあるが、判断基準は設定しないのか。(精度が15%以内など)他 類似意見5件	回収率は、分析法の前処理過程における分析対象物質の回収率である。回収率は、分析法の特性を明らかにするために評価することが望ましい。回収率は、分析対象物質を生体試料に添加して前処理したときのレスポンスと、ブランクの分析対象物質を添加したときのレスポンスを比較することにより算出される。回収率は、直そのものより再現性があることが重要である。

[追加対応]
6.5.回収率

意見番号	頁	項目番号	行	該当する箇所	御提案のあった修正案	御意見 コメント	回答
58	5	4.1.7.キャリーオーバー	155-158	最高濃度の検量線用標準試料を測定した後のブランク試料のレスポンスは、原則として、定量下限における分析対象物質の20％以下、又は目的とする値の5％以下でなければならない。		「キャリーオーバー」のn数の規定はないか？	確認を行うものであり、数の規定までは設定しないこととしました。
59	5	4.1.7.キャリーオーバー				検討時に確認することでよいのではないか。	バリデーションでの評価は必要と考えます。
60	5	4.1.8.希釈の妥当性	166-168	試料中における分析対象物質の濃度を検量線の定量範囲内となるようにブランクマトリックスで希釈し、希釈倍率あたり少なくとも5回の繰り返し分析を行うことによって評価される。		実測定（主にTK）において、例えば、10倍、100倍、1000倍の希釈が必要な場合、そのそれぞれの希釈倍率について5回の分析が必要と読めます。これは実際問題として、意義が薄いと考えます。例えば、3回行うことで1000倍希釈までが妥当と判断となって、1000倍希釈の検討のみを実施するだけで十分と考えますがいかがでしょうか 他 類似意見1件	御指摘を踏まえ、以下のように変更しました。[変更後] 試料中における分析対象物質の濃度を検量線の定量範囲内となるようにブランクマトリックスで希釈する場合、実試料分析における希釈方法を考慮した適切な希釈率を選択し、それを少なくとも5回の繰り返しを行うことによって評価することにしました。
					希釈試験の希釈倍率と実濃度測定時の希釈可能性について記載いただくだけではないでしょうか。もしくは解説書等での説明をお願いします。 類似意見3件	希釈倍率については、実施倍率が例えば10倍であれば、その倍率を超えない倍率（2倍や5倍）を使用して希釈試験を実施することも可能であると考えるが、その可否の根拠となるものがあります。	
					最大希釈倍率について5回の繰り返し分析をすることによって評価される。 類似意見1件	希釈倍率ごとに評価する必要はなく、用いた最大希釈倍率について確認するだけでよい。	
61	6	4.1.8.希釈の妥当性	168-169	希釈された試料の平均真度は理論値の±15％以内、精度は15％以下でなければならない。	現記載では、希釈操作を1回実施してその希釈された試料を5回分析するようにも解釈できます。希釈の妥当性では、希釈操作の繰り返し再現性を確認する必要があるとも考えられることから、希釈倍率あたり少なくとも5回の希釈操作を実施するよう明記してはどうでしょうか。 他 類似意見1件	この理論値は希釈後の理論値、それとも希釈前の理論値のどちらを基準とすべきでしょうか。	理論値は希釈前後で変わりません。
62	6	4.1.8.希釈の妥当性	170-171	試料の希釈に別のマトリックスを用いている場合には、同様にして、当該マトリックスを用いることが真度又は精度に影響を及ぼさないことを示す。		別のマトリックスとは、別個体のマトリックスという意味か、あるいは代替マトリックスという意味か。	代替マトリックスであることを明示しました。[変更後] 試料の希釈に代替マトリックスを用いている場合には、…
63	6	4.1.9.安定性	173	4.1.9.安定性		このパラメタが正確なアプローチであるため、この用語にっとった場合の科学的に裏打ちされたデータが受理されることを歓迎します。	御意見ありがとうございます。

No.		項目	ページ	コメント	回答
64	6	4.1.9 安定性	176-177	実際の保存条件または分析条件に近い条件で行われる必要がある。	低分子化合物が測定対象の場合には、長期保存安定性が確認されに温度条件より低温条件に保存して差し支えないと考える（例：-20℃での安定性情報を、-80℃での保管やドライアイスでの輸送に適用とする）。他 類似意見1件	低分子化合物は、安定性が確認されている温度より低温においても安定であると考えられるため。長期保存のデータは実際に保管する条件で取得することが基本と考えますが、低分子化合物の場合などのケースでは分子化合物の状態で輸送されたサンプルをより短時間、すでに凍結で保管することもあると考えられ、その場合、改めてバリデーションを実施する必要はないと考えます。ただし、凍結・融解時に、QC試料に影響がある可能性は否定できないため、QC試料と実試料を同時に保管して安定性を確認したり、実保存条件で凍結融解安定性を確認しておくと万全です。
65	6	4.1.9 安定性	180-182	バリデーション試験では、凍結融解安定性、短期保存安定性（室温、氷冷又は冷蔵等）、長期保存安定性、前処理後試料中安定性を評価する。いずれの安定性についても、実際の保存期間を上回る期間で評価する。	実施法の具体的な内容は示されていないことから、実施者の判断にお任せいただけるという理解でよろしいでしょうか。他 類似意見1件	安定性の項目については、例えば凍結融解安定性の場合、他国のガイドラインでは12時間以上等の具体的な設定がありますが、ここには記載がありません。その他安定性の実施方法を含め、明確な記載がありません。Q&AのQ4を御覧下さい。
66	6	4.1.9 安定性	180-182	長期保存安定性について、EMAガイドラインでは試料保存温度にブラケッティング法が適用できることが明記されています。本邦においても、試料の保存温度が各種の様々であることを鑑みると、補助実験施設・医療機関でもブラケッティング法を適用できると考えられますので、本ガイドラインにも明記してほしいでしょうか。	ブラケッティング法を使用することは差し支えありませんが、本文への記載の必要性は低いので、原文のままとします。
67	6	4.1.9 安定性		前処理後試料中安定性については再注入した結果と初回測定結果を比較するのか、保存していた前処理後試料を新たに調製して定量するのか対応が分かれる可能性があります。前者は「再注入の安定性」、後者が「前処理後試料中の安定性」と考えますので、[安定性]の評価としては後者を明確に記載していただくと良いと思います。	実試料分析で前処理後試料の想定される使用方法を考慮して、適切な安定性を評価してください。
68	6	4.1.9 安定性	183-184	標準原液および標準溶液中の安定性の評価には、通常、最高濃度および最低濃度付近の溶液を用いる。	検量線の範囲を明らかにしていただくと良いと思います。他 類似意見6件	判定基準を滴えせば「安定」なのではなく、測定のばらつきで安定性を評価し、最終的には測定の目的に照らし合わせて評価を行わなければならないと考えます。
69	6	4.1.9 安定性	185	マトリックス中の安定性の評価には、低濃度および高濃度のQC試料を用いる。	検量線上限を超える濃度の試料の安定性評価についても記載が必要ではないでしょうか。	濃度依存がなければ特には必要ないと考えます。

意見番号	頁	項目番号	行	該当する箇所	御提案のあった修正案	御意見 コメント	回答
70	6	4.1.9.安定性	188-189	各濃度における平均真度は、原則として、理論値の±15％以内でなければならない。		理論値±15％の評価基準の適切性に疑問を感じます。初期値の実測値を基準にする可能性を否定すべきでないとも考えます。例えば、測定の下側には-10.5％の評価幅しかないことになります。一方、下側の真度、測定の精度は±15％でフルバリデーションします。このため、理論値を基準にすると、保存してサンプルが実際には安定でも、不安定と誤って評価する可能性が生じるというドッグスかバラつきのダブルスタンダード（ガイドライン内のダブルスタンダード）にならないでしょうか。JBFでも議論があったように安定性は、初期値と保存値の評価することと平均真度が理論値の±15％に入ることの両方が記載されている。	御指摘の意見を踏まえ、以下のように変更しました。【変更内容】原則として各濃度における平均真度を±15％以内でなければならない。なお、分析対象物質の特性等を考慮し、科学的により適切に評価できる場合には、当該指標を用いても良い。また、残存率を用いることも可能であることをQ3に記載しました。
71	6	4.1.9.安定性			原則としての表現があるものの語尾が「なければならない」としており、強制力が強い印象を持った。語尾の表現に違和感、[残存率]、[真度]、[望ましい]等の表現に緩和できないでしょうか。	安定性の評価は初期値と比較して算出する[残存率]を使うと考えます。ただし、分析対象物質の特性等を考慮した上で妥当と判断される場合には、科学的な判断に基づき、上記とは異なる判断基準を設定することができる（を残してほしい。）	
						内因性物質の場合、理論値との比較は困難と考えます。ただし、JBF素案にあった文章「分析対象物質の特性を考慮した上で妥当と判断できる、[分析方法の評価項目]ごとに[評価に必要な分析性能パラメーター]を目安として構わないので解説して頂けたらありがたく存じます。	Q&A集に参考情報として[分析方法の変更の程度の変更の程度とその性質に応じて設定する]こととし「評価項目」ごとに分析性能パラメーターを目安として構わないので解説して頂くとありがたく存じます。	科学的な妥当性を考慮して、評価項目を決定して下さい。
72	6	4.2.パーシャルバリデーション	194-195	パーシャルバリデーションで評価する項目は、分析法の変更の程度とその性質に応じて設定する。			
73	6	4.2.パーシャルバリデーション	196-199	パーシャルバリデーションを実施する典型的な事例として、分析法の他施設への移管、分析機器の変更、定量範囲の変更、分析方法の変更、試料の前処理法の変更、抗凝固剤の変更、試料の保存条件の変更、併用薬の分析に与える影響の確認又は少なくマトリックスの使用等が挙げられる。		①[分析機器の変更：検出方法の変更（UV検出器から質量分析器への変更）、機種の変更（質量分析器別メーカーへの変更）、同一機種の別機種への変更、分析器AのA-1号機から2号機への変更）のいずれが対象か他、類似意見1件また、上記の①②以外の項目について具体例を挙げることは可能か。	科学的な妥当性を考慮して、評価項目を決定して下さい。
74	6	4.2.パーシャルバリデーション				[定量範囲の変更]については、フルバリデーションの検量線濃度範囲内での変更を意図していると思いますので、定量下限を低濃度側にシフトするあるいは定量上限を高濃度側にシフトすることのいずれかに記載が必要と思います。	御指摘の内容まで記載する必要性は低いと考えます。

No.	頁	項目	行	意見	回答
75	6	4.2 パーシャルバリデーション		分析に使用する試料量の変更について、"試料量を増加する場合"と限定してはどうでしょうか。	定量範囲の変更を伴わずに試料を減量する場合にはマトリックス成分の分析への影響は低減され、パーシャルバリデーションの実施を考慮する必要性は低いと考えられる。試料量を減量する場合にも、定量値への影響を勘考の上、パーシャルバリデーションの実施を考慮する必要があると考えます。
76	6	4.2 パーシャルバリデーション		「抗凝固剤の変更」とあるが、塩違いの場合（ヘパリンNaとLiなど）はこの限りではないとの理解で良いか？	基本的にバリデーションに用いた抗凝固剤を用いるべきですが、抗凝固剤の塩のような軽微な変更の場合にはその影響を勘考の上、パーシャルバリデーションの実施を考慮してください。
77	6	4.2 パーシャルバリデーション		パーシャルバリデーションを実施する典型的な事例として、測定者の変更が挙げられていますが、この場合はパーシャルバリデーションを実施しなくていいとの理解で問題ないでしょうか。	同一施設で分析手順の一貫性が確保されているなら、測定者の変更によるパーシャルバリデーションは不要です。
78	6	4.2 パーシャルバリデーション	199-200	分析対象となる種（動物）種が変更となった場合において、パーシャルバリデーションで可とされるケースとしてどのようなものがあるか、例を示していただきたい。他 類似意見3件	種が変更となる場合において、フルバリデーションの必要性が低いので、原文から削除しました。
79	6	4.2 パーシャルバリデーション	206-207	又は異なる試験間で使用された分析法を比較する場合にも実施される。[異なるメソッド]を使用した場合と[異なるメソッド]（分析法のトレーサビリティ）を使用した場合が考えられますが、いずれの場合も必要なのか、[同じメソッド]の場合は不要なのかを明記されると良いと思います。他 類似意見2件	当該部分は記載の必要性が低いので、原文から削除しました。
80	6	4.3 クロスバリデーション	213-214	室内及び室間再現精度を考慮し、低濃度、中濃度及び高濃度各濃度のQC試料の平均値は、原則として理論値の±20%以内でなければならない。必要最小限の繰り返し回数を記載することを提案します。	Q&AのQ5を御覧下さい。
81	7	4.3 クロスバリデーション		EMAの"Guideline on bioanalysis method validation"では、±15%以内に設定している。グローバル開発における測定データの相互利用に際し、不具合の原因となり得ることから、基準値を同一であることが望ましいと考える。	御指摘を踏まえ、以下のとおり変更しました。[変更後] 室内及び室間再現精度を考慮し、低濃度、中濃度及び高濃度各濃度で少なくとも3回の繰り返し測定によるQC試料の平均値は、原則として理論値の±20%以内でなければならない。
82	7	4.3 クロスバリデーション		「室内再現精度」及び「室間再現精度」の言葉の定義を用語解説に追加してほしいか提案する。	Q&AのQ6を御覧下さい。
83	7	4.3 クロスバリデーション	214-216	実試料を使用する場合は、少なくとも3分の2の試料の乖離度が20%以内でなければならない。実試料をクロスバリデーションに用いる際の検体数の目安を提示していただきたい。	実試料の場合には、QC試料のように目安を示すことは難しいため、原文のままとします。

意見番号	頁	項目番号	行	該当する箇所	御意見		回答
					御提案のあった修正案	コメント	
84	7	4.3. クロスバリデーション	217–219	個別にその実施方法及び許容できる精確度による基準を設定して評価する。	不要な実験を行い時間を費やさないために、「基準」についての考え方を例示してはいかがでしょうか。		異なる分析法等を用いている際のクロスバリデーションでの基準を設定は難しいので、原文のままとします。
85	7	5. 実試料分析	223–224	実試料とは、トキシコキネティクス試験又は臨床試験等から得られる試料のうち、生体試料中薬物濃度分析に供する試料のことである。	「トキシコキネティクス試験」ではなく「非臨床試験動態及びトキシコキネティクス試験」とするべきしょうか。		トキシコキネティクス試験以外の非臨床薬物動態試験は本ガイドラインの対象外です。
86	7	5. 実試料分析	224–225	実試料分析には、分析法バリデーションによって確立された分析法を用いる。	例えば、バリデーションで安定性の確認されていない濃度加でバリデーションが必要となる事例も想定されますが、そのような方法の妥当性について言及する必要はないでしょうか。		例外的な事例についてまで記載することは難しいので、原文のままとしました。
87	7	5. 実試料分析	226–228	安定性が確認された期間内に検量線（ブランク試料、ゼロ試料及び6濃度以上の検量線用標準試料）及びQC試料と共に実試料を分析する。		「6濃度以上」となっているが「定量下限および上限を含む6濃度以上」でなくてもよいか。	4.1.3.の記載とおり、定量下限を含む6濃度以上を意味します。
88	7	5. 実試料分析				[安定性が確認された期間内で] とあるが、保存温度など保存状態に問題ないことを担保するものに。保存期間中の保存状態のみでよいのか。QC試料を実試態と同時、またはそれ以前から保存して保存状態を担保しないのか。	安定性はサンプリングから分析までを担保することが原則です。
89	7	5.1. 実試料分析における分析法の妥当性と再現性	230		記載順序を検量線（現在5.1.2.項）、QC試料（現在5.1.1.項）、キャリーオーバー（現在5.1.4.項）、ISR（現在5.1.3.項）に変更してはいかがでしょうか。	本項目が分析法の妥当性と再現性についての議論であることから、妥当性について全て論じた後で再現性を議論するのが理解しやすいと感じます。妥当性については検量線、QC試料、キャリーオーバーが該当し、再現性はISRであると考えます。	変更の必要はないと考えます。
90	7	5.1. 実試料分析における分析法の妥当性と再現性	237–238	なお、キャリーオーバーが懸念される実試料の評価項目にキャリーオーバーを加える。	バリデーションにおいてキャリーオーバーが問題とならなかった場合でも、少なくとも最初の実試料分析においてキャリーオーバーを確認すべき。	QCサンプルと実試料では状況が異なる事を想定すべき。	バリデーション時に評価していることから、必ずしも毎回の分析で確認する必要はないと考えています。
91	7	5.1. 実試料分析における分析法の妥当性と再現性				実試料分析におけるキャリーオーバーの確認は、分析単位ごとではなく、毎回の分析で一度確認すれば良いか？	バリデーション時に評価しているので、必ずしも毎回の分析で確認する必要はないと考えます。
92	7	5.1.1. 検量線	246–249	回帰式から求められた検量線用標準試料の各濃度の真度は、定量下限においては理論値の±20%以内、定量下限以外においては理論値の±15%以内でなければならない。検量線用標準試料の75%以上かつ少なくとも6濃度の検量線が上記基準値を満たさなければならない。	明確化のための提案ですが、国際的な一貫性を保つために、本項の評価基準については、EMA bioanalytical method validation guidelineと類似の言い回しにした方がよりよいかと思われます（たとえばat least 50% calibration per concentration level）。		分析単位毎に検量線を評価するため、その必要はないと考えます。

No.		節	ページ	意見	修正案	回答
93	7	5.1.1.検量線		検量線作成の基準は、検量線試料を各濃度 n=1 で測定することしか想定されていません。1 回の測定で各濃度について n=2 やそれ以上で測定した場合の基準についても記載していただきたい。		EMA-BMV-GL では、各濃度 n=2 やそれ以上測定した場合の基準について明記されていなかったため、分析単位毎に検量線を評価するため、1 回の測定で各濃度について記載する必要はないと考えます。
94	7	5.1.1.検量線	250-254	実試料分析において、検量線用標準試料の定量下限又は定量上限が基準を満たさなかった場合には、これらの次の濃度の検量線用標準試料を定量下限又は定量上限として検量範囲が狭まった狭くなった検量線を用いてもよい。その場合、変更により検量線の最低濃度又は最高濃度としてもよい。少なくとも3濃度（低濃度、中濃度及び高濃度）のQC試料を含まなければならない。		定量範囲内の中に、3 濃度の QC 試料が入っていればよく、定量範囲が狭まった場合、範囲外となるサンプルは再分析の対象となることは自明なので、御指摘の内容を明記する必要は低いと考えます。
95	8	5.1.2.QC試料	263-264	分析するQC試料の数としては、各濃度あたり2試料又は分析単位内の実試料数の5%以上のいずれか多い方とする。	[各濃度 2 試料]と[実試料数の 5％以上]を比べると[実試料数の 5％以上]というのは 120 検体測定して 6 試料というのになるので、120 検体を超えるごとに 1 セット（各濃度 1 試料）ずつ追加すると、記載した方がわかりやすい。	原文の記載で問題はないと考えます。
96	8	5.1.2.QC試料	264-265	QC試料は、少なくとも実試料の前後で測定される必要がある。		検体数に応じて 9 試料以上の QC 試料を用いる場合には、3 濃度 1 試料を 1 セットとし、1 セットずつを実試料の前後に測定し、残りのセットを検体数に応じて均等に測定することが想定される。この場合、同一セットの全てが理論値の±15％以内を満たさなかったとしても、全 QC 試料の 3 分の 2 以上かつ各濃度の 2 分の 1 以上が基準を満たしていれば、分析単位としては採用可能とすることを明記すべきである。実試料の測定で 3 濃度すべてが外れている場合は、何らかの異常があると判断すべきと考えます。
97	8	5.1.2.QC試料		QC試料は、分析単位内でまばらに測定されることが望ましいという考えが前提にあるようでしたら、それを明確に記載するのはいかがでしょうか。		原文の記載で問題はないと考えます。
98	8	5.1.3.ISR	277-278	ISRとは、定量値の再現性確認のため、異なる日に別の分析単位で投与後試料を再分析することであり、...	[投与後試料]は、他の箇所に合わせて[実試料]でよいと思います。	用語解説にて「投与後試験」とは、実試料のうち実薬を投与した後に得られる試料と記載されています。
99	8	5.1.3.ISR	281-285	通常、ISRは薬物動態を主要なエンドポイントとする試験で実際にマトリックスごとに代表的な試験を選択して実施されるトキシコキネティクス試験、非臨床試験では健康被験者、腎機能又は肝機能異常のある被験者、保管期間にほぼ共通である同一被験者の相対的な結果が代表的に重要にISRを要求する必要は少ないと思う。記載を再考していただきたい。他類似意見 1 件		「薬物動態を主要なエンドポイントとする試験」は、代謝物毒性評価（MIST）のための代謝物測定も含まれます。
100	8	5.1.3.ISR				全ての生物学的同等性試験で、ISRが必要と考えます。

第Ⅳ章 資料

意見番号	頁	項目番号	行	該当する箇所	御提案のあった修正案	御意見	コメント	回答
101	8	5.1.3.ISR				例えば、非臨床試験では異なる動物種とのトキシコキネティクス試験から、臨床試験においては、異なる被験者層(健康被験者、腎機能又は肝機能異常のある被験者等)を対象とする実効的な病態/生態試験から、それぞれ代表的な試料を選択する。また、臨床試験においては、生物学的同等性試験でも実施される。	現記載からは、患者を対象とした薬物動態/動態試験ではISRを実施しなくてもよいとも解釈できます。また、生物学的同等性試験は「異なるマトリックス」で示すべき範囲からは外れると思います。	Q&AのQ9及びQ10を御覧下さい。
102	8	5.1.3.ISR	285-287	なお、非臨床試験のISRを実施する試料には、採取条件が同等である非臨床試験の予備試験等から得られる実試料を活用することもある。				
103	8	5.1.3.ISR	288-292	ISRを実施する試料は、できるだけ多くの個体から通常最高血中濃度及び消失相付近の試料を含むよう選択し、安定性が保証された期間内にISRを実施する。ISRを実施する実試料数は、1000を超えない実試料数では、その約10%、1000を超えた実試料数では、それに1000の超過数に対して約5％に相当する試料数を加えた数を目安とする。		海外ガイドラインでのfirst clinical trial in subjects 等 (EMEAガイドライン)、First-in-human (FDAガイドライン)と記載していると思います。		Q&AのQ10を御覧下さい。
104	8	5.1.3.ISR			ISRを実施する実試料数は、1000以下の実試料数に対してその10%、1000を超えた実試料数では、それに1000の超過数に対して約5％に相当する試料数を加えた数とする。	ISRでは腎機能又は肝機能異常のある被験者での測定がそのように必要とされていますが、バリデーションの段階から必要な情報を加味して実施する必要はありますか。例えば、絶食、非絶食、もしくは高脂血症状態でのマトリックス、スクラッチ (MF) の検討は必要でしょうか。	ISRで「非臨床試験の予備検討試験から得られる実試料を活用」とは、具体的にはどのような場合か？	Q&AのQ10を御覧下さい。
105	8	5.1.3.ISR				母数となる実試料数についての考え方を教えてください。例えば、長期にわたる試験の場合、試料が複数回に分けて発生し、安定性保証期間の関係上、その都度試料を測定することとなる場合、そのようなときは、母数となる実試料数は「ある1回に発生した試料」という考え方も可能でしょうか (試料数が極端に少なくないという前提です)。	ISRを実施する実試料数について、ISRを実施する実試料数は安定性が保証されている期間内であれば生物学的同等性試験における予備試験と本試験を合わせたものであるという認識でよいか。	試験毎になるので、本試験で実施することに差し支えありません。
106	8	5.1.3.ISR				1000検体ちょうどのときにどうすべきが不明瞭である。	「消失相付近」という表現は消失相を含まないと考えられ「最高血中濃度付近及び消失相中」のほうが適切ではないでしょうか。	原文の記載の方が適切と考えます。
107	8	5.1.3.ISR	293-294			乖離度の具体的な説明がバランスが取れていないように感じます。一方、乖離度の記載があるので、本文中での説明は必須ではないと考える。		誤認される可能性は低いので、原文のままとしました。
108	9	5.1.3.ISR	295-298		乖離度は、ISRにより得られた定量値と初回の定量値の差の平均値を除した値に100を乗じることで算出される。	乖離度を示した試料のうち、少なくとも3分の2以上の試料において、乖離度が±20％以内でなければならない。	「乖離度が±20%以内」この値の設定根拠があれば教えてください (標準を十分説明できない場合の対応方法に役立つかもしれないので)。	削除する必要性は低いので、原文のままとしました。
								実態を踏まえつつ、国際的整合性も加味しました。

180

No.	頁	節	原文	意見	理由・回答
109	9	5.1.3.ISR	個別の実試料においてISRの結果が±20％を超えても、その初回の定量値を、再分析値へ置き換える又は棄却してはならない。	ISR実施において定量限界未満の試料については対象外として良いか。例えば、全試料の10％、すなわち100試料中90試料が定量限界未満の場合は、10試料についてのみ行うのか、それとも、定量限界未満の試料を含めた10試料とするのか。	ISRの対象はLOQ以上の試料です。
110	9	5.1.3.ISR		例えば、ISRの結果が基準を満たさなかった原因が、サンプルの不十分な撹拌によるものなどであった場合には、初回測定結果と再測定値を置き換えるべきであると思います。そのような対応を許容するような記載にしていただけますと良いと思います。他　類似意見1件	Q&AのQ11を御覧下さい。
111	9	5.1.4.キャリーオーバー	キャリーオーバーが実試料中の分析対象物質の定量に影響を及ぼすと懸念される場合には、試料分析4.1.7.と同様のキャリーオーバーを評価し、定量値への影響について考察する。	バリデーションにおいてキャリーオーバーが問題とならなかった場合でも、少なくとも最初の実試料分析においてはキャリーオーバーを確認すべき。	QCサンプルと実試料では状況が異なる事を想定すべき。 科学的妥当性を考慮して実施の要否を判断して下さい。
112	9	5.2.2.再分析	薬物動態学的な理由による再分析については可能な限り実施しないことが望ましい。	分析結果が非合理的であることに基づいて、特定の条件下でサンプルを再分析する。再分析を考慮するすべきである場合の合理的な結果を導くような手段を選択し、実施するかの組み合わせを明確にすることを検討していただきたい。他　類似意見3件	生体試料分析プロセスに、ISRを含むすべての確固たる条件や手順を設定しても、分析される薬物動態について全く合致しない結果を検出できず、予想されるそのような疑わしい結果について再分析に資出される薬物動態パラメータにバイアスが生じるかもしれない。そして、このバイアスは試験結果の解釈に影響するかもしれない。 Q&AのQ14を御覧下さい。
113	9	5.2.2.再分析	特に生物学的同等性試験においては、薬物動態的に不自然として再分析を実施して定量値を変更してはならない。	原則、特に生物学的同等性試験において、薬物動態的に不自然という理由のみで再分析を実施して定量値を変更してはならない。	生物学的同等性試験において、制度で記載の再分析する例（投与前試料投与群の試料にか析の対象物動態が認められらか、特に異常値の原因追求要求性）は計測されないでしょうか。また、薬物動態的に不自然な投与群のCmax時において定値値が得られない（いる）といった理由。自分が測定上の不具合などが定値ないことだできない理由ですれば、可能でしょうか？もし、原文の記載が、このような再測定可能できないのであれば、必要な再測定の実施が許容されるような記載にしてはいかがでしょうか。 Q&AのQ14を御覧下さい。
114	9	5.2.2.再分析	ただし、臨床試験において、患者の安全性に影響を及ぼす可能性がある予期しない結果又は異常な結果が確認された場合に、特定の試験結果又は異常な結果による再分析を行うことは制限されない。	予期しない結果又は異常な結果かどうかにより再分析を行うか、といった判断は分析者自身が行うべきではありません。他の関係者からの判断による再分析、特定の試験結果又は異常な結果についてなされらえる考えます。	原文の趣旨は、御指摘のものではありません。
115	9	5.2.2.再分析		「再抽出」と「再分析」の言葉の定義を明確にしてはいかがでしょうか。	本文から「再抽出」を削除しました。
116	10	5.2.2.再分析	再分析によって得られた定量値並びに採用値及び再分析の選択理由と選択方法を報告書に記載することが必要である。	あらかじめSOPに定めるか、又は報告書に記載することが必要ではないでしょうか。	SOPで規定することも認めるべきである。 SOPは、資料として提出することが必須ではなく、報告書に含めてください。
117	10	5.2.2.再分析	再分析によって選択理由及び選択方法を報告書に記載することが必要である。	最終報告書には再分析を行った事実、その理由などを記載すればよく、数値値は採用値を記載するのみで十分である。	医薬品・医療機器改正GLP解説、医薬品、医療機器GLPガイドブックには、初回定量値を報告書に記載することを求めてはいない。 再分析を行ったこと自体の妥当性を示すために必要な情報を報告するためですので、御理解下さい。

第Ⅳ章 資料

意見番号	頁	項目番号	行	該当する箇所	御提案のあった修正案	御意見 コメント	回答
118	10	5.2.4. 報告書の作成と記録等の保存	336-338	また、関連の記録やデータは、…通信の記録…全て保存する。	通信の記録 が意味するものを例示頂きたい。	通信の記録（例：GLP試験では試験責任者とか分析施設の担当者、外注試験ではスポンサーとCRO、など）他、類似意見1件	特段の記載は必要ないと考えます。
119	10	5.2.3. クロマトグラムの波形処理	342-343	クロマトグラムの波形処理及び再波形処理の手順は、あらかじめ計画書又は手順書等に設定しておく必要がある。		「あらかじめ計画書又は手順書等に設定しておく必要がある」波形処理の手順は、どの程度の記載が必要か？ 使用するソフトウェアを計画書等に記載すること で良いか。	どのような場合に実施するのか、後付けで実施するのではないことが明確になるように設定してしておく必要があります。
120	10	5.2.3. クロマトグラムの波形処理	344-345	再波形処理を実施した場合には、再波形処理を実施した理由及び再波形処理を行う前後のクロマトグラムを示しておくことが必要である。	「再波形処理」とは、一連の波形処理後、検量線で定量値を求めた後に行う波形処理のことを示していると思いますので、それを明記されると良いと思います。		特段の記載は必要ないと考えます。
121	10	5.2.4. システム適合性	349-352	このため、機器の定期点検に加えて、生体試料中薬物濃度分析に用いる機器が適切に動作していることを、システム適合性の確認として測定前に確認することが望ましい。ただし、生体試料中薬物濃度分析に用いる機器の適切な作動とは別に、通常分析単位ごとに分析法の妥当性を確認するため、システム適合性の確認は必須である。	[生体試料中薬物濃度分析においては、通常分析単位ごとに分析法の妥当性を確認するため、システム適合性の確認は必須ではない。ただし、生体試料中薬物濃度分析に用いている機器が適切に動作していることを、システム適合性の確認として定期的に確認することが望ましい。]	御指摘の内容に変更する必要は低いので、原文のままとします。
122	10	5.2.4. システム適合性	352-354	ただし、生体試料中薬物濃度分析においては、システム適合性の確認とは別に、通常分析単位ごとに分析法の妥当性を確認するため、システム適合性の確認は必須ではない。	「分析単位ごとに分析法の妥当性を確認するため」とは、7ページ232行に記載の内容、すなわち、検量線及びQC試料の評価によって、分析法が示されるためとの理解でよいでしょうか。	御指摘の趣旨を踏まえ、以下のように修正します。 【変更後】 通常分析単位ごとにシステム適合性の評価によって分析法の妥当性を確認するため、システム適合性の確認は必須である。
123	10	5.2.4. システム適合性		…通常分析単位ごとに分析法の妥当性を確認するため、分析単位ごとのシステム適合性の確認は必須ではない。	生体試料中薬物濃度分析において、生体試料分析分析の各分析単位ごとと明確にするためには実施しないということでしょうか？明確にするため、下記修正案はいかがでしょうか。	誤認される可能性は低いので、原文のままとします。
124	10	5.2.4. 報告書の作成と記録等の保存	361-365	また、関連の記録やオーディットトリップス又は授受、使用及び保存の記録、試料に関する記録、装置の校正記録及び設定値、逸脱の記録、通信の記録、並びに分析結果及びクロマトグラム等の生データ、実測された分析においても得られたデータも含めて全て保存する。	分析結果及びクロマトグラム等の生データには実測されたデータも含めることを分けた記載にしてはいかがでしょうか？	誤認される可能性は低いので、原文のままとします。
125	10	5.2.4. 報告書の作成と記録等の保存	362	試料に関する授受	[試料に関する授受]とありますが、「実試料に関する授受」を明記されると良いと思います。	実試料以外にも、QC試料（並行QC等）の授受もあるので、原文のままとしました。

126	10	5.2.4 報告書の作成と記録等の保存		分析方法	どの程度の分析方法の情報を記載すべきでしょうか。バリデーション報告書の記載と実試料分析報告書の記載は同程度必要でしょうか。	記載方法の詳細については、その必要性を考慮して判断してください。
					分析方法の概略（LC/MS/MS法程度）の記載でよろしいでしょうか。バリデーション報告書には方法の詳細を記載し、実試料分析報告書には、概略の記載で十分と考えます。	
127	10	5.2.4 報告書の作成と記録等の保存	367, 381		バリデーション報告書及び実試料分析報告書のいずれにも、標準物質及びQC試料の保存条件を追記することを提案します。	「標準物質の情報」等に記載される内容であるため、追記は不要と考えます。
128	10	5.2.4 報告書の作成と記録等の保存	367, 381		バリデーション報告書、実試料分析報告書のいずれにもISRが項目として記載されていませんが、JBF素案ではISRの報告書について本項に記載していただきたい。	「分析の妥当性に関する評価項目と判断基準及びその結果」等に記載してください。なお、Q&AのQ13もご覧ください。
					ガイドライン案でISRの実施について規定されているが、その結果を報告書への記載について本項に追記していただきたい。	
129	11	5.2.4 報告書の作成と記録等の保存	379, 394	必要に応じて代表的なクロマトグラム	実試料分析報告書に載せる「代表的なクロマトグラム」の選定基準及び掲載数を提示していただきたい。他 類似意見4件	本邦においては書面調査が実施されるため、EUや米国のように多くのクロマトグラムを添付する必要はないと考えるが、報告書のいずれにも記載する場合の基準が不明確であるため。
130	12	用語解説	421		前処理後試料（515行）を、再び分析装置に注入する手段、通常行われているものですので、用語解説を含めて何らかの記載を追加することを検討頂けますと幸いです。他 類似意見2件	再注入という用語を解説する必要性は低いと考えます。
131	12	用語解説	441-443	クロスバリデーション Cross validation：単一又は複数の試験を通じて複数の分析法を用いる場合、測定原理の異なる分析法（例えばLC/MS/MS法とELISA法）を用いる場合等に実施するバリデーション。	「単一又は複数の試験を用いる場合、又は1つの申請において複数の分析法が用いられる場合、クロスバリデーションを行う」とすることを提案します。	本文との内容と一致させるため、以下のとおり変更しました。【変更後】同一の試験内で複数の分析施設で分析する場合、又は異なる試験間で使用された分析法を比較する場合に実施されたバリデーション、クロスバリデーションにより、それぞれのフルバリデーション又はパーシャルバリデーションを実施した上で実施する。
132	12	用語解説	455-456	真度 Accuracy：定量値と理論値との一致の程度。理論値を100％としたときの、パーセント表記で表される。	真度はパーセント表記で表すと定義されていますが、相対誤差で表すことは避けるべきなのでしょうか。また、本ガイドライン全般で、真度の基準について「理論値の±15％（又は±20％）以内」と記載されていますが、±15％以内（100±20％以内）又は「85～115％（80～120％）」との記載の方が適切ではないでしょうか。	御提案の内容に変更する必要性は低いので、原文のままにしました。

184　第Ⅳ章　資料

意見番号	頁	項目番号	行	該当する箇所	御提案のあった修正案	御意見コメント	回答
133	12	用語解説	462-469	選択性 Selectivity：試料中の他の成分もしくは、分析対象物質及び内標準物質の存在下で、分析対象物質及び内標準物質を区別して検出することができる能力。しばしば特異性は選択性の究極の形としても用いられるが、特異性は選択性と同義語のようにとしても用いられる指摘もある。これらの指摘を踏まえると、特異性は一般的に一つの成分のみを検出することができる能力であることである指摘もある一方で、選択性とはある特性を持った一群の内標準物質以外の成分を定義できるのに対して、選択性とは分析対象物質及び内標準物質以外の成分を検出する能力ともあるが、比較的これらの物質を区別して定量できる能力を意味する。	選択性及び特異性については、EMAの定義を用いることを提案します。	原文は理解しやすいように用語の概念を整理したものであり、原文のままとしました。
134	12	用語解説	512	分析単位 (Analytical run)	[分析単位]に合わせて[分析ラン (Analytical run)]あるいは[分析バッチ]が良いと思います。[単位]はunitの意味もあるため紛らわしいと思いますので。		誤認される可能性は低いので、原文のままとしました。
135	12	用語解説	517-519	マトリックス Matrix：分析のために選択された全血、血漿、血清、尿又は他の体液や組織、組織外因性化学物質（抗凝固剤を除く）及びそのマトリックス (blank matrix) と呼ぶ。	[分析対象物質を含まないものをブランクマトリックスと呼ぶ]とすることを提案します。		御指摘の趣旨を踏まえ、以下のとおり変更しました。【変更後】…マトリックス中の組織外因性化学物質（抗凝固剤を除く）…
136	12	用語解説	529-532	QC試料 Quality control (QC) sample：分析法のパフォーマンスやassay信頼性を評価するために用いる分析対象物質を添加した既知濃度の試料。実試料分析においてQC試料は、検量線や実試料分析の妥当性を評価するために分析される。	意味が不明瞭なので、修正を提案します。		御指摘の趣旨を踏まえ、以下のとおり変更しました。【変更後】分析法の信頼性を評価するために用いる分析対象物質を添加した既知濃度の試料。…
137	16	附録	535	段階的アプローチの利用		生体試料中薬物濃度分析法バリデーションにおける段階的アプローチの原則の採用を歓迎し、感謝致します。	御意見ありがとうございます。
138	16	附録	542-544	段階的アプローチとは、分析法の妥当性の検証を限定的内容とするものであり、開発の段階が進むにつれて、確認項目及びその内容がフルバリデーションに近づけていく手法である。		本ガイドラインの8行目以降について[生体試料中……保証されている方法を用いていることが必要である]と記載されている。それに対して、段階的アプローチにおいては、[分析法の妥当性の検証を限定的内容とするものとされている]とされている。上記を併せると、段階的アプローチで取得したデータは、承認申請に用いるための要件を満たしていないと考えてよいか。	申請資料となりうるが、必要な項目について科学的妥当性を示す必要があります。
139	16	附録	540〜		[内因性物質の分析]に関する記載を附録に記載していただきたい。	JBF素案時には記載のあった[内因性物質の分析]が削除されていますが、この内容については参考になるため、記載を要望します。	内因性物質は、本ガイドラインの適用対象外であることを明示するため、2．適用対象の項を以下のように変更しました。Q&AのQ15をご参照下さい。【変更後】対象薬物は低分子化合物（内因性物質を除く。）、…

第 V 章

有用な情報源

本章では，規制下バイオアナリシスを実際に行うにあたって参考になると思われる有用な情報源を掲載した。

1 学術団体

(1) バイオアナリシスフォーラム（Japan Bioanalysis Forum；JBF）

日本における規制下バイオアナリシスを議論するために2011年に設立された組織。日本の製薬企業やCRO（Contract Research Organization）のみならず，大学，官庁も含めた産官学の団体である。

(2) GBC（Global Bioanalysis Consortium）

初めて世界規模で規制下バイオアナリシスを話し合うために2010年に設立された組織で，20の低分子，高分子，共通のトピックスに分かれ，それぞれの分野でのハーモナイゼーションを議論し，その結果を意見論文の形でまとめている。

(3) GCC（Global CRO Council）

世界の分析の受託機関CROが集まり，2010年に組織された団体。受託機関としての独自の知識・経験を活かしユニークな議論を展開しており，その成果は意見論文などの形で公表されている。

(4) AAPS（American Association of Pharmaceutical Scientists）

主に北米のアカデミア，製薬会社やその関連の団体の科学者で構成される組織で，その一部に規制下バイオアナリシスを議論するBioanalytical Focus Groupがある。FDAとの議論を通して，その議論をまとめた論文（White Paperなど）は世界的にもインパクトを与えるものとなっている。

(5) APA（Applied Pharmaceutical Analysis）

2004年に設立された製薬関連の教育，トレーニング，ディスカッション，科学的な活動を目的に設立されたBoston Societyの一部で，北米のみならずインドでも議論の場を設けている。

(6) DVDMDG（The Delaware Valley Drug Metabolism Discussion Group）

北米東部の製薬関連の科学者を中心に1975年に設立され議論を続けてきている団体。

(7) EBF（European Bioanalysis Forum）

欧州の製薬企業やCROを中心に組織されている団体で，2006年に設立されている。

組織内の議論は活発で，その成果は意見論文として多く公表されている。

(8) CFABS (Canadian Forum for Analytical and Bioanalytical Sciences)
カナダで，分析および生体試料分析を中心に議論を行っている団体。後述するWRIBなどの開催を通して積極的な議論を展開している。

(9) CBF (China Bioanalysis Forum)
中国で初の規制下バイオアナリシスを話し合うために設立された団体。

2 学会シンポジウム

(1) JBFシンポジウム
JBFが国内外の分析化学者のために定期的に開催しているシンポジウム。国内初の規制下バイオアナリシスに特化したシンポジウム。

(2) Crystal City Meeting
AAPSとFDAが共催で開催しているワークショップで，過去には1990, 2000, 2006, 2007年そして2013年に開催されている。いずれも規制下バイオアナリシスにおける新たな基準の発出などにおけるFDAとの議論の重要な場となっている。

(3) Annual APA Meeting
The Boston Societyが開催しているシンポジウム。規制下バイオアナリシスも含め，生体試料中の定量分析全般に関する話題を取り上げている。教育目的のショートコースも併催されている。

(4) Land O'Lakes Bioanalytical Conference
米国のウィスコンシン大学で行われている製薬関連を議論するプログラムで，規制下バイオアナリシスを話し合うカンファレンスも毎年開催されている。

(5) EBF Open Symposium
EBFがスペインのバルセロナで毎年11月に開催している外部にも開かれたシンポジウム。規制下バイオアナリシスの幅広い話題について深い議論が行われている。

(6) Reid/International Reid Bioanalytical Forum
Dr. Eric Reidが始めた英国Surry大学におけるBioanalysis関係のフォーラムで，彼の死後International Reid Bioanalytical Forumとして継続されている。フォーラム

内には大きく6つのテーマ（「Collaborative Partnerships Between CROs」，「Pharmaceutical Companies」，「Technology Developments」，「Problem Solving」，「The Bioanalytical Toolbox」，「Biomarker Analysis and Regulations in Bioanalysis」）に分かれて議論が行われている。

(7) WRIB（Workshop on Recent Issues in Bioanalysis）

CFABSの下で，定期的に規制下バイオアナリシスを話し合っているWorkshop。その成果は意見論文などの形で公表されている。

3 国内外の規制当局から発出された規制下バイオアナリシスに関連する文書

(1) 生体試料中薬物濃度分析法バリデーション

- 「医薬品開発における生体試料中薬物濃度分析法のバリデーションに関するガイドライン」について，平成25年7月11日薬食審査発0711第1号
- 「医薬品開発における生体試料中薬物濃度分析法のバリデーションに関するガイドライン質疑応答集（Q&A）」について，平成25年7月11日事務連絡
- 「医薬品開発における生体試料中薬物定量濃度分析法のバリデーションに関するガイドライン（案）」に関する意見の募集に対して寄せられた御意見について
- 「医薬品開発における生体試料中薬物濃度分析法（リガンド結合法）のバリデーションに関するガイドライン」について，平成26年4月1日薬食審査発0401第1号
- 「医薬品開発における生体試料中薬物濃度分析法（リガンド結合法）のバリデーションに関するガイドライン質疑応答集（Q&A）」について，平成26年4月1日事務連絡
- 「医薬品開発における生体試料中薬物濃度分析法（リガンド結合法）のバリデーションに関するガイドライン（案）」に関する意見の募集に対して寄せられた御意見について
- FDA―Guidance for Industry：Bioanalytical Method Validation（2001）
    米国食品医薬品局から2001年に発出された生体試料中薬物濃度分析法に関する規制文書。世界で最初のガイダンス/ガイドラインということもあり，世界中の規制下バイオアナリシス科学者が参照している。
- FDA―Guidance for Industry：Bioanalytical Method Validation：Draft Guidance（2013）
    米国食品医薬品局から2013年に公表された，ガイダンスの改訂案。世界中からのフィードバックを受け，現在改訂案の最終化の作業中。
- EMA（European Medicines Agency）―Guideline on Bioanalytical Method Validation（2011, 2014）

欧州医薬品庁から2011年に発出された規制下バイオアナリシスのガイドライン。日本のガイドラインに多大な影響を及ぼした。2014年にマイナー改訂された。
- ANVISA（Agência Nacional de Vigilância Sanitária）—Guide For Validation Of Analytical And Bioanalytical Methods（2003, 2012）
　　ブラジル健康監視局より，2003年および2012年に発出された生体試料中薬物濃度分析法に関する規制文書。
- CFDA（China Food and Drug Administration）—9012生物样品定量分析方法验证指导原则（2014）
　　中国食品医薬品局より2014年に公表された生体試料中薬物濃度分析法に関する規制文書案。

(2) 生物学的同等性評価
- 後発医薬品の生物学的同等性試験ガイドライン等の一部改正について，平成24年2月29日薬食審査発第0229第10号
- 「後発医薬品の生物学的同等性試験ガイドラインに関する質疑応答集（Q&A）について」等の改正等について，平成24年2月29日事務連絡
- FDA—21CFR Part 320, Bioavailability and Bioequivalence Requirements（2013）
　　米国食品医薬品局から2013年に発出された生物学的利用能および生物学的同等性評価に対するガイダンス。
- EMEA（European Medicines Evaluation Agency）—Guideline on the Investigation of Bioequivalence（2010）
　　EMEA欧州医薬品審査庁（現EMA欧州医薬品庁）が2010年に発出した生物学的同等性評価に対するガイドライン。2011年にはこのガイドラインのAppendix IVとしてModule 2.7.1における記載方法が言及された。

(3) CSV（Computer System Validation）や電子的仕様
- 医薬品等の承認又は許可等に係る申請等における電磁的記録及び電子署名の利用について，平成17年4月1日薬食発第0401022号
- 医薬品等の承認又は許可等に係る申請等に関する電磁的記録・電子署名利用のための指針，平成17年4月1日薬食発第0401022号　別紙
- コモン・テクニカル・ドキュメントの電子化仕様について，平成15年6月4日医薬審発第0604001号
- 「コモン・テクニカル・ドキュメントの電子化仕様について」の一部改正について，平成16年5月27日薬食審査発第0527001号
- FDA—21CFR Part 11, Guidance for Industry：Part 11, Electronic Records；Electronic Signatures—Scope and Application（2003）
　　米国食品医薬品局から2003年に発出された電子記録，電子サインに関するガイダンス。

- FDA—Guidance for Industry：Computerized Systems Used in Clinical Trials（1999），Guidance for Industry Computerized Systems Used in Clinical Investigations（2007）

    米国食品医薬品局から1999，2007年に発出された臨床試験に用いられるコンピュータシステムに関するガイダンス。

(4) GCP（Good Clinical Practice）

- 医薬品の臨床試験の実施の基準に関する省令，平成9年3月27日厚生省令第28号，最終改正：平成26年7月30日厚生労働省令第87号
- 医薬品の臨床薬物動態試験について，平成13年6月1日医薬審発第796号
- ICH（International Conference on Harmonization of Technical Requirements for Registration of Pharmaceuticals for Human Use）—E6（R1）：Guideline for Good Clinical Practice（1996）

    日米EU医薬品規制整合化国際会議で1996年に発出された国際的な臨床試験の共通化に関するガイドライン。

- EU—EU Directive 2001/20/EC Clinical Trial Directive

    欧州連合で2001年に発出されたGCPに関する指導文書。

- EU—EU Directive 2005/28/EC Clinical Trial Directive

    欧州連合で2001/20/EC Clinical Trial Directiveに対して2005年に発出された追加文書。

(5) GCLP（Good Clinical Laboratory Practice）

- BARQA—GCLP（Good Clinical Laboratory Practice）

    BARQA〔British Association of Research Quality Assurance，2013年からRQA（Research Quality Association）〕がGLPの基準に準拠し，臨床試験の検体をGCPの基準にのっとって測定する目的でまとめた提言。

- EMA—Reflection Paper for Laboratories That Perform the Analysis or Evaluation of Clinical Trial Samples（2012）

    EMAが2012年に発出した臨床検体の測定に関する指針。

- WHO—GCLP（Good Clinical Laboratory Practice）

    国際保健機関（World Health Organization；WHO）が2009年に発出した臨床検体の測定に関するガイドライン。

(6) GLP（Good Laboratory Practice）

- 医薬品の安全性に関する非臨床試験の実施の基準に関する省令，平成9年3月26日厚生省令第21号，最終改正：平成26年7月30日厚生労働省令第87号
- FDA—21 CFR Part 58-Good Laboratory Practice for Nonclinical Laboratory

Studies（1978），最終改訂（2014）
　　FDAが医薬品開発における非臨床試験の実施について定めたガイダンス。
- OECD—Principles of Good Laboratory Practice and Compliance Monitoring
　　OECD（The Organisation for Economic Co-operation and Development）が非臨床試験の実施について定めたガイドライン。
- OECD—The Application of the OECD Principles of GLP to the Organisation and Management of Multi-Site Studies（2002）
　　OECDがGLPの多施設試験の実施について定めたガイドライン。

(7) 信頼性基準
- 申請資料の信頼性の基準：医薬品，医療機器等の品質，有効性及び安全性の確保等に関する法律施行規則第43条，昭和36年2月1日厚生省令第1号，最終改正：平成26年11月21日厚生労働省令第128号

(8) トキシコキネティクス
- ICH—S3A：Note for Guidance on Toxicokinetics：The Assessment of Systemic Exposure in Toxicity Studies（1994）
　　日米欧の規制当局から同じ内容の規制文書が発出されている。
- EMEA—Guideline on the Evaluation of Control Samples in Nonclinical Safety Studies：Checking for Contamination with the Test Substance（2005）

(9) 毒性試験
- ICH—M3（R2）：Guidance on Nonclinical Safety Studies for the Conduct of Human Clinical Trials and Marketing Authorization for Pharmaceuticals（2009）
　　日米EU医薬品規制整合化国際会議で医薬品開発における非臨床安全性試験の実施に関して定めたガイダンス。日米欧の規制当局から同じ内容の規制文書が発出されている。
- ICH—Guidance for Industry：M3（R2）Nonclinical Safety Studies for the Conduct of Human Clinical Trials and Marketing Authorization for Pharmaceuticals：Questions and Answers（2012）
　　ICH M3（R2）ガイダンスのQ&A文書。
- FDA—Guidance for Industry：S7A Safety Pharmacology Studies for Human Pharmaceuticals（2001）
　　FDAが2001年に発出した医薬品開発における非臨床安全性試験の実施に関して定めたガイダンス。
- FDA—Guidance for Industry：Safety Testing of Drug Metabolites（2008）
　　FDAが2008年に発出した医薬品開発における代謝物同定のタイミングや方法，またその安全性に関する評価に関するガイダンス。

4 規制下バイオアナリシスに有用な国内外の書誌情報

(1) 単行本

- 鹿庭なほ子：医薬品の分析法バリデーション，林純薬工業株式会社，大阪，2003
- 坂本知昭，川西　徹，原　久典，他：分析法バリデーション事例集，株式会社情報機構，東京，2008
- 岡林義人，佐伯智佳子，戸塚善三郎，他：分析法バリデーションQ&A集，株式会社情報機構，東京，2010
- 丹羽　誠：薬物動態研究におけるLC/MS/MS定量入門，株式会社情報機構，東京，2011
- 日本分析化学会編：創薬の分析化学―開発タイムラインにそった全過程，丸善出版，東京，2011
- 吉田武美，神村秀隆，戸塚善三郎，他：〈探索・非臨床・臨床別〉薬物動態試験実践資料集，株式会社情報機構，東京，2009
- 内藤康秀，吉野健一編：日本質量分析学会用語委員会編　マススペクトロメトリー関係用語集第3版，日本質量分析学会，東京，2009
- James N. Miller, Jane C. Miller, 訳：宗森　信，佐藤寿邦：データのとり方とまとめ方―分析化学のための統計学とケモメトリックス―第2版，共立出版，東京，2004
- 日本分析化学会編：改訂六版　分析化学便覧，丸善出版，東京，2011
- 日本分析化学会関東支部編：高速液体クロマトグラフィーハンドブック改訂2版，丸善出版，東京，2000
- Wenkui Li, et al eds.：Handbook of LC-MS Bioanalysis：Best Practices, Experimental Protocols, and Regulations, Wiley, USA, 2013
- Michael Zhou：Regulated Bioanalytical Laboratories：Technical and Regulatory Aspects from Global Perspectives, Wiley, USA, 2011
- Richard F. Venn：Principles and Practice of Bioanalysis, second edition, CRC Press, UK, 2008
- 工藤　忍，山下和之，石井明子，他：医薬品開発における生体試料薬物濃度分析手法，株式会社情報機構，東京，2014

(2) 日本製薬工業協会から発出された手引書・提言

- 日本製薬工業協会　医薬品評価委員会　基礎研究部会　第4分科会資料66「トキシコキネティクス試験における生体試料中薬物濃度の測定に関する手引書（分析法バリデーション）」1995年

- 日本製薬工業協会　医薬品評価委員会　基礎研究部会　第4分科会資料76「トキシコキネティクスの円滑な導入のためのGLP上の留意点及び定量法のバリデーションの進め方」1997年3月

おわりに

　日本ではこれまで生体試料中薬物濃度分析に関するガイドラインが存在しなかったために，FDA や EMA の BMV ガイダンス/ガイドラインを参考にして分析法や薬物濃度分析の妥当性を示してきた。グローバルな対応という見方はできるが，そこに科学的な議論はなく自立的な考えが不在であったことは否めない。その要因は，分析法バリデーションの概念が立ち遅れていたわけではなく，日本の研究者の分析技術レベルが低かったからでもない。逆に，分析技術レベルが一定水準以上であったからこそ，独自の BMV ガイドラインの必要性が議論されにくかったのかもしれない。今般，日本においても BMV ガイドライン（第IV章参照）が発出され，海外の研究者と肩を並べて議論できる素地が形づくられたと感じる。ただし，これはスタートラインであってゴールではないと考えたい。

　日本の BMV ガイドライン発出と前後して，バイオアナリシスに関する疑問点や対応策について科学的な面から議論する場が確実に広がってきている。また，まとまった議論内容を Whitepaper などで公開したり，ガイドラインなどに反映できるような仕組みができあがっていくことも，規制下バイオアナリシス分野の発展には欠かせないであろう。

　今後，不可能を可能にするための技術・機器の出現や，新たなバリデーション項目が提案されることもあるであろう。その際に新規の課題や対策を十分に議論することも重要であるが，一方では分析法をピンポイントではなく全体を俯瞰する観点での議論も必要ではないかと考える。

　本解説書が，総合的で質の高い数多くの議論の場を醸成し，また諸外国も含めたバイオアナリシス分野の発展に貢献し，質の高い医薬品を医療現場に提供する一助となることを期待する。

索　引

あ

安定化剤　26, 38, 109, 112
安定性　13, 26, 38, 116, 117, 136
安定同位体　23, 28, 34, 35, 110
インソース分解　97
液液抽出法　93
エレクトロスプレーイオン化　84
応答変数（レスポンス）　136

か

回収率　13, 28, 60, 61, 79, 96, 134, 136
乖離度　136
カウンターイオン　26, 39, 43
撹拌不足　53, 110
希釈の妥当性　37, 77, 136
希少なマトリックス　26, 27, 29, 32, 35, 38, 42, 44, 129, 130, 131, 137
キャリーオーバー　36, 42, 49, 53, 76, 97, 112, 130, 136
吸着　38, 44, 53, 88, 96, 100
クロストーク　98
計画書　29, 31, 40, 41, 47, 48, 50, 56, 58, 60, 107, 133, 134, 141, 142, 143
血球移行　41, 117
検量線　30, 48, 96, 129, 132, 136
検量線用標準試料　136
抗凝固剤　26, 32, 38, 43, 80
高脂質血漿　28, 35, 78, 115
高齢者　43
固相抽出法　94
コンタミネーション　101

さ

再分析　14, 55, 56, 81, 136
システム適合性　14, 59, 82, 136
実試料　132, 136
小児　43, 107
除蛋白法　93

た

腎機能又は肝機能の低下（障害）　35, 43, 52, 78, 133
真度　32, 130, 136
信頼性基準　67, 191
生体試料中薬物濃度分析　18
精度　32, 130, 136
ゼロ試料　137
選択性　27, 75, 100, 114, 137, 141
送付用QC試料　46, 118

た

代謝物　13, 22, 25, 28, 41, 44, 53, 65, 109, 110, 114, 116
代替マトリックス　21, 26, 30, 38, 44, 137
段階的アプローチ（Tiered approach）　6, 65, 137
短期保存安定性　39
長期保存安定性　39
定量下限（Lower Limit of Quantification；LLOQ）　29, 129, 137
定量範囲　37, 42, 55, 115, 137
同時定量法（多成分分析法）　28, 32, 67, 81, 101, 106, 115
投与後試料　137
特異性　27, 137, 141

な

内標準物質（Internal Standard；IS）　23, 137
内標準法　30
生データの保存　58, 62, 68
日内再現性　24
日差再現性　24

は

パーシャルバリデーション　137
バイオアナリシス　2
ピーク形状　87, 89, 93, 111, 114
ヒューマンエラー　13, 110, 111

標準原液　137
標準操作手順書（Standard Operating Procedures；SOP）　29, 50, 58, 60, 62, 111
標準物質　128, 137
標準溶液　137
ブランク試料　27, 129, 137
フルバリデーション　137
分析対象物質　138
併用薬　28, 41, 42, 44, 53, 109, 114, 131
妨害物質　28
報告書　31, 58, 62, 81, 83, 107, 134

ま

前処理後試料　138
マトリックス　138
マトリックス効果　2, 20, 25, 27, 28, 33, 44, 61, 75, 77, 90, 99, 110, 112, 130, 138
マトリックスファクター（Matrix Factor；MF）　13, 33, 138
メンテナンス　102, 112

や

薬物間相互作用（Drug-Drug Interaction；DDI）　18, 28, 44, 128
溶血　28, 35, 78, 114, 115, 117, 118

欧文

AAPS（American Association of Pharmaceutical Scientists）　186
Crystal City Meeting　187
EBF（European Bioanalysis Forum）　186
GBC（Global Bioanalysis Consortium）　2, 186
GCC（Global CRO Council）　186
Good Clinical Practice（GCP）　4, 9, 190
Good Laboratory Practice（GLP）　4, 9, 20, 67, 190
ICH M3（R2）（MISTガイダンス）　106, 191
ISR（Incurred Sample Reanalysis）　3, 6, 13, 28, 43, 52, 82, 104, 116, 117, 132, 138
ISS（Incurred Sample Stability）　14, 78, 110, 113, 116
ISのレスポンス　28, 35, 43, 111, 114, 118
MISTガイダンス→ICH M3（R2）
QC試料　32, 138

医薬品開発における
生体試料中薬物濃度
分析法バリデーションガイドライン解説
－LCガイドライン－

定価　本体12,000円（税別）

平成27年2月25日　発　行

編　集	バイオアナリシスフォーラム
発行人	武田　正一郎
発行所	株式会社　じほう

　　　　101-8421　東京都千代田区猿楽町1-5-15（猿楽町SSビル）
　　　　電話　編集　03-3233-6361　販売　03-3233-6333
　　　　振替　00190-0-900481
　　　＜大阪支局＞
　　　　541-0044　大阪市中央区伏見町2-1-1（三井住友銀行高麗橋ビル）
　　　　電話　06-6231-7061

©2015　　　　　　　　　　　　　　　　　組版・印刷　永和印刷（株）
Printed in Japan

本書の複写にかかる複製，上映，譲渡，公衆送信（送信可能化を含む）の各権利は株式会社じほうが管理の委託を受けています。

[JCOPY] ＜(社)出版者著作権管理機構　委託出版物＞
本書の無断複写は著作権法上での例外を除き禁じられています。
複写される場合は，そのつど事前に，(社)出版者著作権管理機構（電話 03-3513-6969，FAX 03-3513-6979，e-mail：info@jcopy.or.jp）の許諾を得てください。

万一落丁，乱丁の場合は，お取替えいたします。
ISBN 978-4-8407-4692-2